Dr DESFORGES-MÉRIEL

Interne des Hôpitaux
Ancien Aide d'Anatomie à la Faculté
Lauréat de la Faculté (1894)
Lauréat de la Société de Médecine de
Toulouse (1897)

—✳—

ESSAI

SUR LE

TRAITEMENT OPÉRATOIRE

DU

CANCER DU RECTUM

TOULOUSE

Imp. MARQUÉS & Cie

22, Boulevard de Strasbourg, 22

—

1897

Dr DESFORGES-MÉRIEL

Interne des Hôpitaux
Ancien Aide d'Anatomie à la Faculté
Lauréat de la Faculté (1894)
Lauréat de la Société de Médecine de
Toulouse (1897)

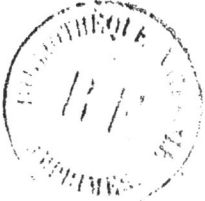

✳

ESSAI

SUR LE

TRAITEMENT OPÉRATOIRE

DU

CANCER DU RECTUM

TOULOUSE

Imp. MARQUÉS & Cie

22, Boulevard de Strasbourg, 22

—

1897

DU MÊME AUTEUR :

Un cas de tumeur égagropile *(Gazette médico-chirurgicale de Toulouse, 1893).*

Un cas de testicule en ectopie pelvienne rétro-vésicale, en collaboration avec M. le Pr Charpy *(Archives provinciales de chirurgie, 1er mars 1894).*

Le doigt en marteau, en collaboration avec M. le Pr Secheyron (Mémoire lu à la Société de Médecine de Toulouse, le 1er février 1897, et publié dans les *Archives médicales de Toulouse*, numéros des 1er et 15 juin 1897).

Un cas d'anévrysme artério-veineux du pied (Communication à la Société de Médecine de Toulouse, le 21 avril 1897).

Procédé d'amputation de l'avant-bras dans ses tiers moyen et supérieur (Communication à la Société de Médecine de Toulouse, le 21 juin 1897).

INTRODUCTION

La thérapeutique opératoire du Cancer du rectum a réalisé, au cours de ce siècle, des progrès considérables. Liés à ceux de l'anatomie topographique avec les maîtres de la première moitié de ce siècle (Blandin, Velpeau, Richet), à ceux de la physiologie (Magendie, Cl. Bernard), de la pathologie générale avec Pasteur et ses disciples (A. Guérin, Lister), ces progrès ont enhardi l'opérateur qui pouvant, en général, manier en maître l'hémostase, l'anesthésie et la méthode antiseptique, sait et peut aujourd'hui porter très loin les limites de son action chirurgicale.

Dans le sujet qui nous occupe et sans remonter au delà de trente ans, les chirurgiens craignant l'hémorrhagie et les conséquences funestes de l'ouverture du péritoine avaient érigé en principe que les opérations sur le rectum devaient être peu étendues et limitées à la portion extra-péritonéale de cet organe. Ces craintes n'existent plus aujourd'hui et les moyens d'exérèse les plus variés, intéressant ou non le péritoine, s'offrent au choix des chirurgiens. On a abordé le rectum tour à tour par la voie périnéale postérieure, puis ano-coccygienne, plus récemment par la voie sacrée, parasacrée, abdomino-périnéale, vagino-rectale, avec tendance actuelle à revenir aux opérations périnéales, et surtout à rattacher l'indication du mode opératoire au siège et à l'extension du néoplasme.

Le traitement du cancer du rectum est donc un sujet qui semble inépuisable et toujours d'actualité : témoins les récentes communications de MM. Gaudier (de Lille), Chalot (de Toulouse), Quénu, Depage (Congrès de Chirurgie, 1896), les Mémoires de MM. Sieur (1) (de Lyon), H. Byford (2), de M. Aug. Reverdin ; enfin la mise à l'ordre du jour de la question pour le prochain Congrès de Chirurgie (3) (1897).

A l'heure présente, les débats sont moins vifs, les critiques moins acerbes qu'il y a douze ans, par exemple, lorsque la résection d'une portion du sacrum était préconisée par Kraske comme voie d'accès aux organes pelviens ; il semble donc possible d'apprécier, sans passion, la valeur des modes opératoires déjà connus et même d'y proposer des modifications utiles.

Nous étudierons d'abord, dans ses points essentiels, et en mettant à profit les travaux modernes, l'anatomie chirurgicale du rectum et de la région qu'il traverse ; nous traiterons ensuite dans l'ordre chronologique les différentes méthodes opératoires dans le traitement curatif ou palliatif du cancer du rectum. Les accidents, les résultats immédiats et éloignés des opérations, la statistique formeront le complément de ce deuxième chapitre. Enfin après avoir établi, d'après les recherches les plus récentes, les indications opératoires qui se tirent principalement du siège et de l'extension du néoplasme, comme nous l'avons dit plus haut, nous exposerons à notre tour un mode de traitement curatif et palliatif du cancer du rectum, emprunté aux

(1) M. Sieur. Mémoire à la Soc. de Chir., 1896.
(2) *Annals of surgery*, 1897.
(3) MM. Quénu et Hartmann, rapporteurs.

auteurs pour la majeure partie, cela n'est pas douteux, mais fondé pour certains points spéciaux sur le résultat de nos recherches personnelles ; savoir, une technique spéciale pour aborder le rectum par la voie prérectale ; suture des deux bouts intestinaux dans la résection du rectum ; suture du bout supérieur dans l'amputation de cet organe ; fixation de l'anus iliaque.

CHAPITRE I

Anatomie chirurgicale.

> « *Le chirurgien doit être premièrement lettré
> d'anatomie, car sans icelle, il n'est rien de
> fait en chirurgie.* »   GUY DE CHAULIAC.

Nous nous bornerons, dans ce rappel d'anatomie chirurgicale, à étudier le rectum dans ses rapports, sa situation,
ses limites et sa vascularisation, toutes choses soigneusement revisées par les anatomistes modernes. Tout en insis-
tant seulement sur les particularités anatomiques du rectum dont nous aurons à nous servir au cours de ce travail,
nous avons cru utile d'étudier également ce qui, dans la
paroi pelvienne et le périnée, pouvait concourir à former un
faisceau d'utiles renseignements pour la description et
l'appréciation des procédés opératoires.

Limites. — Le rectum ou dernière portion du tube intestinal commence, d'après Cruveilher (1) « au niveau de la
base du sacrum et finit à l'anus. »

Malgaigne (2) et Richet (3) le font commencer au niveau
de l'articulation sacro-iliaque gauche. Sappey (4) est moins
absolu et laisse comprendre combien il lui est malaisé de
fixer cette limite supérieure.

(1) Cruveilher. Anat. descriptive. Splanchnologie.
(2) Malgaigne. Anatomie chirurgicale.
(3) Richet. Anat. topographique.
(4) Sappey. Anat. descriptive. Splanchnologie.

« La limite supérieure, dit-il, ne saurait être déterminée d'une manière précise, le rectum à son origine se continuant à plein canal et sans ligne de démarcation aucune avec l'S iliaque ; mais la deuxième courbure de l'S iliaque correspondant, en général, à la partie interne du grand psoas, le détroit supérieur du bassin a pu être considéré comme établissant le point où finit le côlon et où commence le rectum. »

L'origine au niveau de la symphyse sacro-iliaque gauche était encore admise par Weber, Luschka, Aeby, Gruber et Tillaux ; Engel, Hoffmann et Toldt donnaient au rectum pour limite supérieure un plan passant par le promontoire ; Bock et Krause la cinquième vertèbre lombaire. Quelques auteurs indiquaient même cette limite sur l'intestin : Amussat y décrivait un rétrécissement et Luschka un repli muqueux. Tel était, d'après nos auteurs classiques, le point de jonction de l'S iliaque avec le rectum.

Il en résultait que, dans les descriptions, on a d'abord reconnu au rectum deux portions correspondant aux deux courbures dans le sens antéro-postérieur. De haut en bas, le rectum, directement appliqué tout d'abord contre la paroi postérieure du bassin, suit exactement la concavité de cette paroi. Un peu en avant du sommet du coccyx, il s'infléchit brusquement en bas et en arrière pour aboutir à l'anus ; il décrit donc deux courbures, comme le ferait un S italique : une courbure supérieure beaucoup plus importante, à concavité dirigée en avant ; une courbure inférieure, beaucoup plus petite, à concavité dirigée en arrière.

Richet propose de ne considérer au rectum que deux portions seulement, répondant à chacune de ces courbures, dont l'une est sus et l'autre sous-péritonéale.

Au point de vue opératoire, les classiques admettaient généralement la division de Samson, dans laquelle on reconnaissait au rectum trois portions : la première entre

l'angle sacro-vertébral et le cul-de-sac de la séreuse, la
deuxième entre le péritoine et la prostate, la troisième
entre la prostate et l'anus. La portion du rectum comprise
entre la symphyse sacro-iliaque et la troisième vertèbre
sacrée, est mobile grâce à un mésentère, le méso-rectum.
C'est cette première portion du rectum qui a été matière à
critique de la part des anatomistes modernes, les deux
autres portions n'étant pas contestées.

Certains auteurs ont démontré que la description de cette
première portion rectale était loin d'être exacte. Déjà
Fleischmann en 1815 soutenait avoir vu naître chez l'adulte
le rectum à droite, se diriger ensuite de droite à gauche et
non de gauche à droite. Huguier en 1859, examinant des
cadavres d'enfants nouveau-nés constatait que le gros intestin pénétrait dans l'excavation non au niveau de la symphyse sacro-iliaque gauche, mais au niveau de la droite.
C'est Trèves (1) en 1885 qui renverse la description classi-
que. Pour lui, les portions d'intestin appelées S iliaque,
anse sigmoïde et première portion du rectum forment
ensemble une seule et même anse qui débute au côlon descendant et se termine à ce qu'on nomme deuxième portion
du rectum, au niveau de la troisième vertèbre sacrée. Cette
anse, en forme d'oméga, « longue de 17 pouces 1/2 en
moyenne, » siège dans le petit bassin. Claudius von Samson (2) décrit, sous le nom de flexura sigmoïdea coli, la
portion d'intestin s'étendant du psoas gauche à la troisième
vertèbre sacrée, cette portion est munie d'un long méso,
et par conséquent mobile. La situation est variable, elle
occupe souvent le petit bassin et se dirige de droite à gauche jusqu'à la troisième sacrée où commence le véritable
rectum.

(1) Trèves. *Brittish. méd. Journ.*, 1885.
(2) Inaug. Dissert. Dorpat, 1890.

Les deux descriptions précédentes se rapprochent de celles de M. Jonnesco (1) qui en donne lui-même l'exposé dans le *Traité* de M. Poirier :

« 1° Dans la fosse iliaque gauche, il n'y a pas d'S iliaque ou anse sigmoïde mobile, mais un segment intestinal presque rectiligne et fixe, *le côlon iliaque* ;

« 2° Dans la cavité pelvienne, il existe une longue anse colique, munie d'un long mésentère, représentant une partie de l'S iliaque et la première portion du rectum des auteurs classiques : c'est le *côlon pelvien* ou anse oméga de Trèves ;

« 3° *Le rectum ne commence qu'à la troisième vertèbre sacrée* ».

M. Jonnesco appuie ses conclusions sur les données embryologiques développées dans sa thèse (2). « Chez l'embryon, dit-il, le côlon pelvien apparaît d'abord sous la forme d'une anse double située dans la fosse iliaque gauche et se continuant avec le côlon descendant et le rectum. Puis le futur côlon pelvien s'accroit; de ses deux anses, l'une reste iliaque, l'autre devient abdominale. Celle-ci remonte dans l'abdomen ou surplombe la cavité pelvienne. Enfin le gros intestin s'allonge, le côlon iliaque se forme et les deux anses du futur côlon pelvien se fusionnent pour ne plus former qu'une énorme anse qui passe par dessus l'entrée du petit bassin pour pénétrer après avoir atteint ou non la fosse iliaque droite dans le pelvis. A la naissance, le côlon iliaque devient fixe. le côlon pelvien plonge en partie dans le petit bassin (portion pelvienne) tandis que sa portion initiale (portion pré-pelvienne) surplombe l'entrée du pelvis. Ultérieurement le côlon pelvien plonge entier dans le pelvis. »

(1) Jonnesco, *Bull. de la Soc. Anat.*, 1889, p. 232.
(2) Jonnesco, Th., Paris, 1882.

Telles sont les données actuelles, et le rectum se trouve ainsi diminué d'un tiers de sa longueur. La limite supérieure qu'avaient, en effet, adopté les anciens anatomistes était toute conventionnelle, et, de plus, inexacte. La première portion du rectum possède un repli mésentérique, le méso-rectum ; mais celui-ci ne serait, d'après M. Jonnesco, que la continuation du méso-côlon ilio-pelvien. Ces deux portions d'un même méso ne sont séparées par aucun signe de démarcation, pas plus que les segments d'intestin auxquels ils appartiennent. « Pourquoi dès lors, dit M. Testut (1), les anatomistes, plaçant des limites là où la nature n'en a mis aucune, ont séparé dans leurs descriptions la portion terminale du côlon de la portion initiale du rectum ? N'est-il pas plus rationnel de les réunir l'une à l'autre, d'incorporer celle-ci à celle-là, et de reporter la limite respective du côlon et du rectum sur un point placé plus bas, à la fois très précis et très fixe, le point où finit le mésentère ? » C'est donc à la hauteur de la troisième vertèbre sacrée que s'arrête le mésentère, c'est là que, pour Trèves et les anatomistes modernes, doit commencer le véritable rectum.

Si nous avons insisté sur la limitation supérieure du rectum, c'est qu'elle a pour nous une importance capitale tant pour le diagnostic de l'étendue des lésions que pour le traitement à appliquer. Si l'on admet que le rectum commence à la troisième vertèbre sacrée, tout cancer situé au-dessus de cette limite sera un cancer de l'anse sigmoïde ou oméga. Il sera donc logique de traiter cette tumeur par un autre procédé que si elle siégeait, par exemple, au-dessous de la troisième vertèbre sacrée. Dans ce dernier cas, depuis la troisième sacrée, jusqu'à l'anus, nous appli-

(1) Testut. Anat. Splanchnologie, p. 554.

querons à ce *véritable* cancer du rectum un procédé bien approprié.

C'est pour avoir méconnu ou inutilisé ces données anatomiques modernes que les chirurgiens, appliquant une même méthode à des cancers siégeant sur des segments intestinaux bien différents, se sont réservé des mécomptes. Il y a donc, croyons-nous, un parti à tirer des données anatomiques nouvelles — étude négligée par ceux qui nous ont précédé dans ce sujet (1) — et à établir sur ces bases, le chapitre des indications opératoires.

Rapports. — De la troisième vertèbre sacrée jusqu'à l'anus, le rectum est situé dans le bassin sur une longueur de 14 à 15 cm. et dans le périnée, sur une longueur de 2 cm. chez l'homme, et 1 cm. 1/2 chez la femme. Cette division topographique naturelle doit être conservée dans la description et nous étudierons successivement les rapports de la portion intra-pelvienne (rectum pelvien de Jonnesco) et de la portion extra-pelvienne (rectum périnéal de Jonnesco).

Première portion. — Dans sa première portion, le rectum est maintenu en position par le péritoine qui, en s'appliquant sur sa face antérieure, l'assujettit contre la paroi postérieure du bassin. Il existe d'autres moyens de fixité de cette première portion : c'est, outre les vaisseaux et nerfs hémorrhoïdaux, l'aponévrose qui le rattache de chaque côté aux parties latérales du sacrum et du coccyx. Cette aponévrose a été décrite, chez la femme, par Jarjavay, sous le nom d'aponévrose postérieure du ligament large. Reprise par M. Delbet (2), l'étude de cette aponévrose a fait admettre son insertion en arrière sur le sacrum en

(1) Ces lignes étaient écrites lors de la publication faite par M. Quenu, in *Presse médicale*, juin 1897.

(2) M. Delbet. *Traité des suppurations pelviennes*, 1891, p. 11.

dedans des trous sacrés antérieurs, et au niveau du coccyx sur les bords latéraux de cet os et en avant sur le rectum et sur l'utérus. Chez l'homme, elle existe avec une disposition analogue.

Face antérieure. — Cette face antérieure présente une portion supérieure recouverte par le péritoine et une inférieure qui en est dépourvue : la première mesure les deux tiers, la seconde un tiers de la longueur de la portion pelvienne.

Les rapports de cette face antérieure varient suivant le sexe. Chez l'homme, c'est avec la paroi postéro-supérieure de la vessie que la portion péritonéale est en rapport, dont elle est séparée par le cul-de-sac péritonéal recto-vésical formé par la séreuse qui descend de la face supérieure, puis postérieure de la vessie pour se réfléchir sur cette face antérieure du rectum. On sait que la cavité ainsi formée, fossette ou cavité de Douglas, a été longtemps considérée comme étant la limite des tumeurs opérables par la voie périnéale, dans la méthode de Lisfranc, par exemple. On avait donné des chiffres contradictoires ; il descendait à 10 cm. au-dessus de l'anus, d'après Lisfranc, à 6 cm., d'après Sappey. M. Jonnesco l'a trouvé le plus souvent à 4 cm., à 5 cm. et « contrairement à l'avis de Sappey, je puis affirmer, dit-il, que les variations individuelles sont nombreuses (1) ». On a, en effet, cherché à faire jouer un rôle à l'état de réplétion et de vacuité de la vessie et du rectum pour expliquer les variations de hauteur de ce cul-de-sac.

Dans ces conditions, d'après Legendre, la distance qui sépare ce cul-de-sac de la peau du périnée varie de 6, 7 à 8 cm.; pour Sappey, la distance serait de 6 cm. quand la vessie est vide, de 8 cm. quand elle est pleine. Plus

(1) Jonnesco. *Traité d'anatomie de Poirier.* Tube digestif, p. 359.

récemment, on a repris cette idée, et G. Garson a étudié l'influence de la distension du rectum sur le relèvement du cul-de-sac. M. Jonnesco, avec l'autorité que lui donnent de nombreuses expériences, affirme que ces variations n'existent pas réellement et sont dues en apparence à la disposition de l'aponévrose prostato-péritonéale de Denonvilliers. C'est tout ce que nous retiendrons de ces divergences d'opinion, car au point de vue opératoire, auquel nous ramenons sans cesse toutes ces données anatomiques, il importait de savoir si oui ou non, il existait une limite fixe pour le fond du cul-de-sac de Douglas. Nous admettrons comme définitive, avec M. Jonnesco, la distance de 5 à 7 cm. de l'anus.

Quoi qu'il en soit, le péritoine rectal est ordinairement assez résistant et peut être facilement détaché de l'intestin ; quelquefois, au contraire, il est mince et adhérent et se déchire quand on veut le décoller. Il s'en suit qu'il n'est pas toujours facile de décoller le péritoine de la face antérieure du rectum, sans s'exposer à ouvrir la cavité de la séreuse; il faut pour décoller avoir la face antérieure du rectum sous les yeux, ce qui est impossible avec certaines méthodes opératoires, comme nous le verrons plus loin.

Le péritoine recouvre une grande partie de la paroi antérieure, remonte sur une faible partie des parois latérales du rectum pelvien.

La portion sous-péritonéale du rectum pelvien est en rapport sur la ligne médiane avec le bas-fond de la vessie et avec la face postérieure de la prostate qui sont appliqués sur l'ampoule rectale. Le rectum est séparé de ces organes par l'aponévrose prostato-péritonéale de Denonvilliers (1). Guelliot (2) dit avoir trouvé un tissu cellulaire

(1) Denonvilliers. Thèse, Paris, 1837, p. 23.
(2) Guelliot. Thèse, Paris, 1882, p. 29.

2

lâche entre cette aponévrose et le rectum, véritable bourse séreuse rétro-vésiculaire entre les vésicules séminales et le rectum. Cette opinion n'est pas partagée par MM. Paul Delbet (1) et Jonnesco qui ont vu adhérer intimement les vésicules séminales au rectum. Dans nos recherches sur la façon d'aborder le rectum par le périnée, nous avons pu, sur les quinze opérations que nous avons pratiquées sur le cadavre, décoller avec le doigt la face antérieure du rectum sans léser les vésicules séminales, ainsi que la dissection de nos pièces nous l'a démontré, ce qui n'aurait pu se faire si l'adhérence existait si intimement que semblent l'indiquer MM. Delbet et Jonnesco.

Richet constate également la présence d'un tissu cellulaire dense « surtout au niveau du bas-fond vésical, couche cellulaire au milieu de laquelle sont plongées les vésicules séminales ». Nous avons cru devoir signaler, en passant, cette divergence d'opinions, pour rappeler ce rapport dans les opérations périnéales d'extirpation du rectum.

Latéralement, la paroi antérieure du rectum est en rapport avec l'extrémité terminale des uretères, les vésicules séminales et la portion de canal déférent qui longe le bord interne de chacune de ces vésicules.

La *face latérale* du rectum peut, comme la précédente, être divisée en deux portions suivant qu'elle est ou non recouverte par le péritoine. La portion péritonéale est séparée de la paroi du petit bassin par un cul-de-sac péritonéal longitudinal, formé par la séreuse qui se réfléchit du pelvis sur la paroi rectale latérale. Dans les deux sexes, elle se met en rapport avec l'uretère, le nerf obturateur, le muscle obturateur interne, les vaisseaux hypogastriques et, parmi leurs branches viscérales, l'artère ombi-

(1) Paul Delbet. Thèse de Paris, 1894-95.

licale. La portion sous-péritonéale est en rapport avec le tissu cellulo fibreux qui remplit l'étage pelvien inférieur, l'artère hémorrhoïdale moyenne qui pénètre dans la paroi rectale à ce niveau, avec la base de la vésicule séminale, le canal déférent et les plexus vaineux hypogastriques.

La *face postérieure* suit la concavité de la colonne sacro-coccygienne. Elle répond à la face antérieure de celle-ci, ou corps des vertèbres sacrées, aux digitations du muscle pyramidal. Latéralement, elle repose sur les ligaments sacro-sciatiques recouverts par les muscles ischiococcygiens. Cette face postérieure est séparée de ces organes par un sac fibro-séreux péri-rectal dont nous parlerons plus loin. Entre cette lame et la paroi pelvienne postérieure, on trouve l'artère sacrée moyenne et ses branches, les veines sacrées antérieures, les branches viscérales du plexus sacré et la glande de Luschka.

Chez la femme, la portion péritonéale de la face antérieure du rectum en rapport avec la paroi postérieure de l'utérus et du vagin ; un cul-de-sac péritonéal analogue au cul-de-sal recto-vésical chez l'homme occupe l'espace compris entre ces organes. Latéralement, cette face antérieure rectale répond aux ligaments larges.

Par l'intermédiaire d'un tissu musculaire, fibreux et vasculaire (cloison recto-vaginale) la portion sous-péritonéale de la face antérieure du rectum est unie à la face postérieure du vagin, mais l'union n'est pas intime, car on peut aisément dédoubler la cloison recto-vaginale. Les faces latérales sont en connexion avec les uretères, l'artère utérine et des veines nombreuses.

Nous ne pouvons quitter l'étude de la face postérieure du rectum pelvien sans dire quelques mots du tissu cellulaire péri-rectal, dans l'étendue comprise entre le péritoine et les insertions rectales du releveur de l'anus, dans cet espace rempli de tissu cellulaire connu, depuis Richet, sous

le nom d'espace pelvi-rectal supérieur. D'après M. Quénu (1)
on décollerait bien le rectum en arrière, mais on se trouve-
rait arrêté latéralement dès qu'on atteint les trous sacrés
antérieurs par une lame résistante et dense : d'où la nécessité de diviser l'espace pelvi-rectal en une loge retro-rec-
tale et deux loges latérales péri-rectales ; les barrières
latérales de ces loges sont les aponévroses sacro-rectogénitales que nous retrouverons plus loin.

Portion extra-pelvienne ou périnéale. — C'est la troisième portion des anciens auteurs ou portion anale, comprise dans l'épaisseur du périnée, allant du plancher pelvien à l'anus. Enserré dans un anneau musculaire, formé
par le muscle releveur de l'anus et le sphincter externe,
sur les côtés et en arrière, le rectum répond aux fibres du
releveur et en dehors de lui au tissu cellulaire du creux
ischio-rectal de Velpeau ou pelvi-rectal inférieur de Richet,
que nous aurons à décrire avec le périnée.

En avant, les rapports du rectum sont différents chez
l'homme et chez la femme. Il répond successivement chez
l'homme au sommet de la prostate, à la portion membra-
neuse de l'urèthre, au bulbe uréthral. Mais la paroi antérieure du rectum, s'éloignant du sommet de la prostate
pour se porter en bas et en arrière, forme avec l'urèthre
membraneux et le bulbe uréthral, qui a une direction
inverse, un angle qui, d'après Sappey, aurait un sinus de
75 à 80°. C'est le triangle recto-uréthral. Chez la femme,
le même écartement se produit, entraînant la formation
du même triangle (triangle recto-vaginal) ; nous reportons
l'étude de cette région très importante pour le procédé
opératoire que nous proposons au chapitre d'anatomie
topographique du périnée.

(1) MM. Quénu et Hartmann. *Chirurgie du rectum*, p. 12, 1895.

L'étude des rapports du rectum nous entraine à parler d'une sorte de gaine fibro-séreuse qui isole le rectum des organes voisins. Son étude d'ensemble est de date récente, car les auteurs classiques n'en avaient décrit que des portions isolées. C'est ainsi que Denonvilliers démontrait l'existence d'une lame fibreuse tendue transversalement entre les aponévroses latérales de la prostate, aponévrose prostato-péritonéale, allant de la vessie au rectum. Jarjavay (1) a décrit l'aponévrose postérieure du ligament large dont les fibres partant du sacrum vont s'insérer au rectum, à l'utérus et au vagin. Cette lame est encore décrite par M. Pierre Delbet (2) sous le nom de : aponévrose sacro-recto-génitale, et certains auteurs l'appellent ligament utéro-sacré.

Nous trouvons une description d'ensemble de ces éléments isolés, sous le nom de gaine séro-fibreuse du rectum dans le *Traité d'anatomie* de M. Poirier (3). Cette gaine est formée de la façon suivante : « L'aponévrose pelvienne qui double la face supérieure du plancher pelvien, arrivée autour de l'extrémité inférieure de l'ampoule rectale, se réfléchit et monte sur ses parois en avant, en arrière et latéralement ; en arrière et latéralement, elle poursuit son chemin jusqu'à l'extrémité supérieure de l'ampoule rectale, c'est-à-dire jusqu'au niveau de la troisième pièce sacrée où elle cesse ; en avant, elle s'arrête plus bas, au niveau du fond de la fossette de Douglas où elle se fixe sur le péritoine (aponévrose prostato-péritonéale). Sur le reste de la paroi antérieure du rectum, la gaine est complétée par le péritoine. » C'est donc une gaine fibreuse sur le tiers inférieur du rectum pelvien, une gaine séreuse sur la moitié ou les

(1) Jarjavay. Thèse de Paris, 1846.
(2) Pierre Delbet. Loc. cit., 1891.
(3) Traité d'Anatomie. Jonnesco, tube digestif, p. 362.

deux tiers supérieurs. « Après cela, dit M. Jonnesco, on peut se rendre facilement compte de l'importance pratique de la loge ou de la gaine que nous venons de décrire ; car, grâce à elle, on peut enlever le rectum pelvien par la voie sacrée, sans risquer d'ouvrir le reste de la cavité pelvienne. »

Les auteurs qui ont pratiqué l'opération par la voie sacrée semblent s'être peu souciés de cette disposition anatomique, car nous voyons Kraske lui-même, ouvrir délibérément le péritoine. La gaine fibro-séreuse est fortement infiltrée de graisse, c'est pourquoi la recherche et la dissociation de cette gaine péri-rectale, dans le cas de tumeur maligne envahissante, parait difficile, sinon illusoire et même inutile.

Vaisseaux et nerfs

L'étude des vaisseaux et des nerfs doit nous arrêter, car elle a une grande importance au point de vue chirurgical dans la question qui nous occupe. la destruction des réseaux vasculo-nerveux a souvent produit la gangrène du territoire qu'ils nourrissaient.

Les artères du rectum ont deux origines : l'aorte abdominale par l'artère hémorrhoïdale supérieure, et par la sacrée moyenne, l'hypogastrique par les artères hémorrhoïdales moyennes ou inférieures.

L'artère hémorrhoïdale supérieure, impaire, mais bifurquée plus tard, est la plus volumineuse et la plus longue des artères du rectum. Cette artère peut être considérée comme le prolongement de l'artère mésentérique inférieure. Pour ce qui nous intéresse, nous la voyons pénétrer dans le petit bassin entre les deux feuillets du méso-côlon pelvien et au niveau de l'extrémité supérieure du rectum, se placer sur sa face postérieure entre la gaine fibro-séreuse et la paroi rectale musculaire à laquelle elle est accolée. La bifurcation en branches droite et gauche se fait « au niveau de l'extrémité supérieure de l'ampoule rectale » (1), et d'après M. Chalot (2) « très bas derrière la prostate ou vers le fond du Douglas » ; ces artères embrassent les faces postérieures et latérales du rectum, pour descendre, au moins la branche gauche, sur la face antérieure de l'intestin.

Les branches de ces artères pénètreraient franchement dans le rectum au niveau de l'articulation sacro-coccygienne (3).

L'artère hémorrhoïdale moyenne, une de chaque côté, se dirige en bas et en avant vers l'extrémité inférieure de l'ampoule rectale. Les rameaux rectaux, au nombre de six, huit et même treize (Konstantinovitch) (4) abordent les parois latérales du rectum pelvien, puis descendent sur le rectum périnéal dont ils atteignent la face antérieure. Là, ils perforent la paroi musculaire à 2 ou 4 cent. de l'anus.

Enfin les artères hémorrhoïdales inférieures naissent de l'artère honteuse interne à 27 mill. derrière le transverse superficiel du périnée d'après Pétrequin, et pour Morton et Quain au niveau du bord externe de la fosse ischio-rectale. Elles donnent successivement des branches musculaires au releveur de l'anus, des branches aux deux sphincters et arrivent dans la tunique sous-muqueuse du rectum périnéal, ainsi que dans le tissu conjonctif sous-dermique de la peau de l'anus où elles se subdivisent en rameaux terminaux.

L'artère sacrée moyenne donne à la paroi postérieure du rectum une ou plusieurs branches (5), au niveau des deux

(1) Jonnesco. Loc. cit., p. 380.
(2) Chalot. Soc. de chir., 15 avril 1896, p. 311.
(3) D'après Konstantinovitch. St-Péters., *Médic. Zeitsch.*, t. III, 1872-1873.
(4) Id. Loc. cit.
(5) Konstantinovitch. Loc. cit.

derniers trous sacrés (1). Celles-ci servent à la nutrition
du rectum, non au point de remplacer l'hémorrhoïdale
moyenne comme le soutient Ellis, mais leur participation à
la vascularisation rectale est cependant manifeste et cons-
tante.

Par leurs anastomoses, par leurs réseaux terminaux,
nous avons vu que les artères du rectum peuvent se sup-
pléer : en cas d'oblitération de la mésentérique inférieure,
par exemple, la circulation rectale ne serait pas troublée.
Voilà pourquoi, dans certaines interventions par la voie
sacrée, alors qu'on est obligé de sectionner l'artère hémorrhoïdale supérieure, aucune modification ne survient dans
la nutrition du rectum. M. Morestin (2) a reproduit expé-
rimentalement cette ligature et a pu constater à l'autopsie
que les anastomoses s'étaient suffisamment rétablies dans
l'épaisseur de l'intestin.

Veines

Les veines du conduit recto-anal sont, d'après les recherches récentes, divisées en deux groupes : les veines
des tuniques du rectum et les veines de l'appareil musculaire péri-recto-anal.

Le plexus des tuniques du rectum, plexus sous-cutané
muqueux, ne nous arrêtera pas, son étude relevant de l'anatomie descriptive. Ce plexus reçoit deux ordres de veinules,
les unes venant de la muqueuse et de la peau du canal
ano-rectal (veines cutanéo-muqueuses), les autres de la
tunique musculaire (veines musculaires).

Les veines musculaires naissent nombreuses au niveau
du sphincter interne et passent entre les anneaux du muscle dans toute sa hauteur ; sur sa face interne, elles dé-

(1) M. Quénu. Bull. de la Soc. Anat., 1893, p. 706 et suiv.
(2) M. Morestin. Th. de Paris, 1894, p. 142.

bouchent dans la sous-muqueuse et s'anastomosent largement avec le plexus ano-rectal. Sur sa face interne, elles
donnent naissance à des branches qui remontent jusqu'au
bord supérieur du sphincter et là perforent les tuniques
du rectum. Il en résulte que le sphincter interne est doublé
sur chacune de ses faces d'un réseau veineux longitudinal (1). Ce réseau a son importance au point de vue
opératoire.

Les veines efférentes du plexus ano-rectal sont formées
par trois groupes :

a) Groupe supérieur ou système rectal de Duret (2),
perforent le rectum à 8 ou 10 centimètres de l'anus.

b) Groupe moyen, dont les branches traversant le
sphincter externe vont se jeter dans le système des V. péri-
sphinctériennes de Duret.

c) Groupe inférieur, sous-sphinctérien, se perd dans le
tissu cellulaire.

Les deux premiers groupes sont trans-sphinctériens, le
troisième est sous-sphinctérien.

De ces diverses sources, le sang se rend dans trois
troncs collecteurs :

La v. hémorrhoïdale supérieure
— moyenne
— inférieure

auxquels il faut ajouter les veines sacrées moyennes.

La v. hémorrhoïdale supérieure est l'aboutissant des
deux v. hémorrhoïdales supérieures situées sur les parois
latérales du conduit rectal. Elle chemine dans l'épaisseur
du méso-côlon-pelvien. Elle monte à gauche des vertèbres
lombaires sous le nom de petite v. mésaraïque. Elle est
visible par transparence sous la séreuse au bord interne de

(1) M. Charpy. Veines hémorrhoïdales, *Midi médical*, 1893.
(2) Duret. *Archives gén. de méd.* 1879.

la gouttière lombo-psoïque. L'uretère est placé au-dessous et en dehors de cette veine, au fond de la gouttière. La v. hémorrhoïdale moyenne accompagne l'artère du même nom et s'anastomose sur son parcours avec la v. hémorrhoïdale supérieure.

La v. hémorrhoïdale inférieure se divise en trois rameaux : le rameau postérieur aboutit aux veines coccygiennes, les rameaux latéraux, à travers la fosse ischio-rectale, à la v. honteuse interne, le groupe antérieur aux v. de la face interne de la cuisse.

« De ces notions topographiques, dit M. Chalot (1), il résulte qu'on peut lier les troncs hémorrhoïdaux supérieurs (artère et veine) d'une façon précise au niveau du corps des quatrième et cinquième vertèbres lombaires et même au-dessous du promontoire. » Comme point de repère, M. Chalot indique le milieu du promontoire, la gouttière lombo-psoïque, la v. hémorrhoïdale supérieure.

Les *nerfs* du rectum, émanant du grand sympathique, sont ici sans intérêts ; nous parlerons en traitant du sacrum des nerfs destinés au sphincter et au releveur, émanant du plexus sacré.

Les *vaisseaux lymphatiques*, divisés en supérieurs, moyens et inférieurs, aboutissent : les premiers, aux ganglions qui longent la veine hémorrhoïdale supérieure, aux ganglions sacro-coccygiens médians et latéraux ; les seconds, aux ganglions hypogastriques au niveau de la division de la veine hémorrhoïdale moyenne ou de l'échancrure sciatique ; enfin, les ganglions inférieurs se rendent au pli de l'aine.

Nous n'insistons pas davantage sur ces données connues et nous citerons les recherches de MM. Jaboulay et Fayart

(1) Soc. de chir. 1896, p. 314.

(de Lyon) (1) sur un groupe de ganglions pelviens situé sur la paroi quadrilatère de l'os coxal qui répond en dedans à la cavité cotyloïde. Ils sont appliqués sur la paroi osseuse, en dedans des vaisseaux, sous le péritoine. On comprend que leur situation les met hors de l'exploration par le palper abdominal, « ce n'est qu'au cours de l'opération ou de l'autopsie que leur présence a révélé l'état avancé de l'infection. » (Fayart).

Le rectum est partie intégrante de la cavité pelvienne et du périnée. Nous croyons utile de préciser certains points de ces deux régions qui ont trait aux opérations dont nous avons à traiter.

Cavité pelvienne

Celle-ci est limitée par des os, des ligaments et des muscles ; la paroi pelvienne postérieure nous intéressera seulement.

Deux os concourent à la formation de cette paroi postérieure : le sacrum et le coccyx.

a) *Sacrum*. — Le sacrum joue le rôle capital dans la voie d'accès dite : *voie sacrée*.

C'est un os impair et symétrique composé de cinq vertèbres soudées ensemble, entre la colonne lombaire en haut, le coccyx en bas et s'enfonçant comme un coin entre la partie iliaque des os coxaux. Il est traversé de haut en bas par le canal sacré et il est perforé de chaque côté de la ligne médiane par quatre trous en avant et quatre en arrière, livrant passage aux quatre premiers nerfs sacrés, le cinquième sortant par l'hiatus sacro-coccygien.

Le canal sacré loge la terminaison de la moelle. On s'est demandé si les sections de l'os par la voie sacrée n'inté-

(1) Fayart, Th. de Lyon, 1891.

ressaient pas les méninges rachidiennes, ce qui pouvait
avoir de graves complications. Il résulte des recherches
récentes, que si le sommet de la moelle s'arrête au niveau
de la deuxième vertèbre lombaire, le sommet du cône termi-
nal de la dure-mère répond à la deuxième vertèbre sacrée.
Wagner (1), d'après des injections de ce cul-de-sac sur
cinq adultes, est arrivé au même résultat que Luschka, en
fixant ce cône à la deuxième vertèbre sacrée, au niveau
du bord inférieur de cette vertèbre. On conçoit l'importance de ces recherches au point de vue de la résection
sacrée.

On décrit au sacrum une face antérieure concave, une
face postérieure convexe, deux bords latéraux, une base
et un sommet.

1° *Face antérieure.* — La concavité de cette face, moins
prononcée chez la femme que chez l'homme, contrairement
à l'opinion de Cruveilher, serait due à la rencontre de
deux surfaces planes à angle très obtus au niveau du
disque intervertébral de la deuxième et de la troisième
vertèbre sacrée.

Cette concavité est interrompue par quatre saillies transversales correspondant à l'union des corps des fausses
vertèbres sacrées.

Chaque corps vertébral envoie au dehors, à droite et à
gauche, un prolongement ; « de ces trois ponts osseux qui
séparent les trous sacrés d'un même côté, dit M. Poirier (2),
l'inférieur est ordinairement le plus large. » M. Morestin (3)
soutient que le plus épais est certainement le supérieur et
leur épaisseur diminue de haut en bas. Ce détail est à retenir au point de vue d'une résection osseuse, à cause du

(1) Wagner, Arch. f. Anatomie, 1800.
(2) M. Poirier. Traité d'anatomie-ostéologie.
(3) M. Morestin. Loc. cit.

jour plus ou moins considérable que fera la brèche sacrée à la partie inférieure.

Entre ces ponts osseux s'ouvrent les trous sacrés antérieurs, lesquels font suite à des canaux obliquement percés. En dehors de ces trous sont des gouttières qui conduisent les nerfs sacrés et donnent attache par leurs bords aux digitations du muscle pyramidal.

2° La *face postérieure* est convexe et hérissée d'aspérités qui sont les vestiges de la fusion des vertèbres sacrées. Cette face postérieure ne nous intéresse que par les apophyses épineuses des vertèbres sacrées.

La première de ces apophyses est la plus volumineuse, mais sur le vivant, elle est difficile à sentir, car elle est cachée au fond d'une dépression.

C'est généralement la deuxième, quelquefois la troisième qu'on perçoit sous la peau, surtout chez les sujets maigres. M. Morestin propose de donner à la deuxième apophyse épineuse sacrée le nom de « proéminente sacrée. »

Nous avons cherché à déterminer à l'aide de ces apophyses épineuses la situation respective des trous sacrés postérieurs, de telle sorte qu'on puisse fixer à l'avance sur la peau le siège de chaque trou et en déduire le tracé d'une incision.

Nous avons pris comme point de repère la deuxième apophyse épineuse, et nos mensurations, portant sur dix sujets, nous permettent de faire une sorte de moyenne que nous allons exposer.

Le premier trou sacré n'étant jamais intéressé dans une résection sacrée, nous n'en parlerons pas.

Deuxième trou sacré, du côté gauche, par exemple :

De la deuxième apophyse épineuse au milieu de la tubérosité postéro-supérieure de l'os coxal, il y a 4 cent. 5. Sur cette distance, on prend 2 cent. 5 et on a le deuxième trou sacré.

Troisième trou sacré. — On part de la proéminente sacrée et on trace une ligne verticale de 3 cent. 5; de ce point, tracer une ligne horizontale vers le bord du sacrum et, à 2 centimètres, on a le troisième trou sacré.

Quatrième trou sacré. — De la proéminente tracer une ligne verticale de 5 centimètres et de l'extrémité de celle-ci faire partir une ligne transversale de 2 cent. 3, on aura le quatrième trou sacré.

Nous représenterons schématiquement la façon dont nous avons établi ces distances, par la figure suivante :

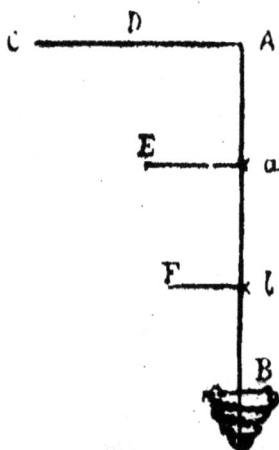

EXPLICATION : AC = distance de la proéminente à la tubérosité iliaque postéro-inférieure; AD = la distance de A (proéminente) au deuxième trou sacré.

aE = 2 cent.; Ab = 5 cent., bF = 2 cent. 3 et AB est la distance de la proéminente à l'articulation sacro-coccygienne.

Les bords latéraux du sacrum se dirigent de haut en bas

et de dehors en dedans. Ces bords sont irréguliers et vont
en s'amincissant vers leur partie inférieure ; au niveau du
quatrième trou sacré, ce bord n'a plus que 8 à 10 millimètres.

La base du sacrum ne nous intéresse pas, à notre point
de vue chirurgical, pas plus que le sommet qui fait partie
de l'articulation sacro-coccygienne.

Coccyx.

Des cinq pièces osseuses dont la réunion forme le coccyx, la première, plus grande, se soude souvent au sacrum ; cette soudure serait rare chez la femme. Le reste du
coccyx est mobile avec le plancher pelvien qui y prend
attache. Nous voyons les fibres moyennes du sphincter
interne s'insérer au sommet du coccyx, ainsi que les couches interne et externe du releveur de l'anus.

Les deux faces du coccyx nous intéressent : la face antérieure est explorée par le toucher rectal ; l'autre, postérieure, est sensible à travers la peau et les minces parties
molles qui la recouvrent et constitue un point de repère
pour l'ablation de cet os.

Ligaments sacro-sciatiques. — Entre le sacrum et le
bord postérieur de l'os coxal existe un vide qui est à demi
comblé par un appareil ligamenteux, les ligaments sacro-
sciatiques. Ces ligaments étant intéressés dans certains
modes d'extirpation (méthode parasacrée) doivent nous
arrêter.

Le grand sacro-sciatique se dirige en arrière et en haut ;
large, d'abord, de 2 ou 3 centimètres, va en se rétrécissant
peu à peu, puis en s'élargissant encore pour aller s'attacher à l'os iliaque, aux bords du sacrum et du coccyx. On
peut donc lui considérer deux portions séparées par un

pont étroit. Ces deux parties diffèrent considérablement. L'antéro-interne est formée par une lame épaisse, compacte et brillante, libre par ses deux faces ; la postérieure plus large, adhérente aux organes sus et sous-jacents, est formée de feuillets superposés entre lesquels cheminent des vaisseaux et des nerfs, ce qui en rend la ligature laborieuse sinon impossible, lorsqu'on vient à sectionner ces ligaments.

Ces fibres ligamenteuses sont entremêlées de fibres musculaires ; le ligament est peu tendu, peu résistant dans sa portion coccygienne et doué d'une certaine élasticité, puisqu'il permet les mouvements du coccyx.

La face profonde du grand sacro-sciatique est confondue en partie avec le petit sacro-sciatique : mais cependant celui-ci ne va pas jusqu'à la partie supérieure du grand ligament ; les deux ligaments ne sont plus en rapport dans la partie qui répond au muscle pyramidal.

Entre les deux feuillets cheminent des branches de l'ischiatique accompagnées de grosses veines et du nerf fessier postérieur de Trolard.

De la disposition du ligament par rapport aux os, il résulte qu'il est possible d'abaisser la portion détachée de sacrum et de coccyx, dans une section transversale, par exemple, en sacrifiant quelques fibres du grand ligament et en séparant dans le sens de leur longueur les faisceaux du petit ligament. Ces ligaments constituent un élément de soutien important du plancher pelvien et on doit chercher une méthode opératoire qui les respecterait.

Les nerfs sacrés

Nous n'étudions pas les nerfs sacrés au point de vue descriptif ; mais certaines opérations pouvant les inté-

resser, nous avons cru devoir fixer leur situation topographique.

On sait qu'il y a six nerfs sacrés, mais quatre seulement
sortent par les trous sacrés et méritent ce nom. Le cinquième et le sixième sont extra-pelviens et émergent entre
le sacrum et le coccyx.

Le plexus sacré répond par sa face antérieure aux
organes contenus dans le bassin. La face antérieure est
recouverte d'une lame fibreuse qui s'insère en dedans des
trous sacrés et s'étend jusqu'au bord antérieur de la
grande échancrure. Cette lame fait partie de l'aponévrose
pelvienne supérieure. Le pyramidal englobe presque
entièrement les deuxième et troisième nerfs à leur point
d'émergence. Le plexus sacré est également séparé de
l'aponévrose sacro-recto-génitale et des vaisseaux du
rectum par l'aponévrose pelvienne supérieure. Il est donc
compris dans la loge ostéo-aponévrotique du pyramidal,
loge limitée en dedans par l'aponévrose pelvienne, en
arrière par le sacrum et les prolongements du grand ligament sacro-sciatique.

Certains nerfs de ce plexus nous intéressent spéciale-
ment; ce sont les nerfs de l'appareil constricteur (sphincter et releveur) qu'il faut ménager dans les sections
osseuses, sous peine de détruire fonctionnellement les
muscles qu'ils innervent.

Le muscle releveur de l'anus reçoit du plexus un rameau
émanant du troisième nerf sacré qui descend verticalement en dedans de l'ischio-coccygien et se divise en filets
musculaires.

Le nerf anal ou hémorrhoïdal se détache du nerf honteux
au niveau de l'épine sciatique et se porte en dedans vers la
partie antérieure de l'anus. Ce nerf se distribue au sphincter qu'il aborde avec les vaisseaux hémorrhoïdaux inférieurs.

La troisième paire sacrée fournirait donc des filets nerveux destinés au releveur et au sphincter externe; la quatrième, des filets sphinctériens, rectaux et ischio-coccygiens.

Il en résulte que la quatrième paire sera toujours sectionnée dans les opérations par la voie sacrée, et la troisième n'échappe pas toujours à l'instrument tranchant. Celle-ci, en effet, est oblique en bas et en avant, dans le voisinage du sacrum, et on voit sur le cadavre qu'elle peut être facilement sectionnée lorsqu'on coupe le sacrum immédiatement au-dessous du troisième trou sacré, par lequel s'échappe ce nerf. La section de ces nerfs détruit la fonction de constriction du sphincter et du releveur, que l'on tend de plus en plus à regarder comme un constricteur. Ce muscle ferait donc partie de tout le système de constriction situé à l'extrémité inférieure du tube digestif. Sectionner les nerfs d'un muscle équivaut physiologiquement à la destruction de ce muscle ; les paralysies de l'anus, l'incontinence des matières qui suivent l'énervation des sphincters dans les observations d'opérations de Kraske reconnaissent pour cause les sections nerveuses.

Région fessière

Une des voies d'accès aux organes pelviens et au rectum en particulier consiste dans l'incision des parties molles de la région fessière, au ras du sacrum et du coccyx, c'est la *voie parasacrée*. Nous sommes donc obligés de décrire les divers plans que les instruments auront à diviser dans cette région pour arriver sur le rectum.

On rencontre d'abord la peau, épaisse, le tissu cellulaire sous-cutané traversé de lames fibreuses perpendiculaires divisant l'espace en autant de petites loges, ce qui avait fait comparer, par Richet, ce tissu cellulaire à celui du talon.

Ce fractionnement, allant de la peau à l'aponévrose du grand fessier, s'étend aussi de la face profonde de celle-ci aux interstices musculaires du grand fessier. Viennent ensuite les fibres de ce muscle, toutes parallèles et qui sont sectionnées perpendiculairement près de leur attache postérieure quand on opère par la voie parasacrée.

Le grand fessier est très vasculaire, mais les hémorrhagies faites par le bistouri s'arrêtent toutes seules avant la fin de l'opération.

Il n'en est pas de même des artères qui sont dans l'épaisseur du grand ligament sacro-sciatique.

Le grand fessier repose sur le grand ligament sacro-sciatique et sur une lame cellulaire et aponévrotique qui va de ce ligament à l'aponévrose du moyen fessier.

Au-dessous, on trouve le muscle pyramidal ; la branche descendante de l'artère fessière croise la face externe du pyramidal tout près du sacrum.

La face profonde du pyramidal répond au plexus sacré, au petit nerf sciatique, aux artères honteuse et ischiatique. Nous avons parlé de la loge ostéo-fibreuse du pyramidal qui lui est commune avec les nerfs du plexus sacré.

Tels sont les divers plans que devra sectionner l'opérateur dans la création d'une brèche para-sacrée. Cette brèche est étroite et il serait indispensable de la compléter par l'ablation de la cinquième pièce du sacrum, ce qui donnerait un jour très suffisant.

Région périnéale postérieure

Le périnée est l'ensemble des parties molles qui forment le plancher du bassin et ferment en bas la cavité pelvienne. On y décrit plusieurs couches superposées de muscles et d'aponévroses traversées par l'urèthre et le rectum chez l'homme, et par ces mêmes conduits entre lesquels vient s'interposer la vulve et le vagin, chez la femme. Il résulte de cette disposition que le périnée se trouve divisé en deux parties assez différentes l'une de l'autre ; ce sont la portion antérieure ou génito-uréthrale, et la portion postérieure ou recto-anale. La ligne de démarcation entre ces deux portions est représentée par une ligne transversale qui réunit le sommet des deux ischions ou ligne bi-ischiatique.

Cette distinction anatomique et pathologique avait tellement frappé Velpeau et Malgaigne que ces auteurs réservaient le nom de périnée pour désigner la portion antérieure ou génito-uréthrale, et la partie postérieure était pour eux la région anale.

C'est uniquement du périnée postérieur que nous aurons à nous occuper.

La région périnéale postérieure, de forme triangulaire, à base antérieure et à sommet répondant au coccyx, est limitée en avant par la ligne bi-ischiatique, latéralement par les tubérosités, les bords latéraux des grands fessiers et les ligaments sacro-sciatiques, enfin en arrière par le coccyx et les bords latéraux du sacrum. En son centre, elle présente une dépression livrant passage à l'extrémité inférieure du tube digestif.

On rencontre les couches suivantes :

La peau. — Elle a un raphé médian allant de la racine des bourses à l'anus ; elle est mobile, mais près de l'anus cette propriété disparaît.

Au-dessous, on trouve le *tissu cellulaire sous-cutané* au milieu duquel se trouvent les fibres du sphincter externe, qui représentent une ellipse allongée dont l'extrémité antérieure s'entrecroise avec les fibres du transverse du périnée, et l'extrémité postérieure se fixe en arrière au sommet du coccyx.

Dans une couche plus profonde, mais plus serrée, on aperçoit les fibres les plus élevées du sphincter externe qui s'entrelacent avec celles du releveur. Ces deux couches superficielle et profonde se continuent en dehors avec celles des régions ischiatique et fessière, en avant avec la couche périnéale sous-cutanée, en arrière enfin avec celle qui recouvre le coccyx et le sacrum. En outre, elle se moulent pour ainsi dire sur le pourtour de l'anus et l'extrémité inférieure du rectum et remontent pour combler le vide qui existe entre lui et les parois de la cavité pelvienne ; ce vide est le *creux ischio-rectal* de Velpeau ou *espace pelvi-rectal inférieur* de Richet.

Cet espace a une forme variable suivant les contractions du releveur. Nous l'examinerons, pour ce qui nous concerne, au moment où le releveur est relâché.

C'est alors un cône aplati transversalement à grand diamètre antéro-postérieur auquel on décrit deux parois (interne et externe), deux angles (antérieur et postérieur), une base et un sommet.

La paroi interne est formée par la face inférieure du releveur doublé de sa lame cellulo-fibreuse ; elle est essentiellement mobile et c'est elle qui sépare l'espace pelvi-rectal inférieur du supérieur et des parois du rectum. La paroi externe est formée par la face interne de l'ischion.

L'angle antérieur est formé en haut et en avant par la réunion des deux parois externe et interne ; mais en bas, il est constitué par la face postérieure du transverse et se prolonge même au-dessus de ce muscle en forme de cul-de-sac. La base formée par les téguments est comprise entre la base de l'ischion et les parois du rectum. Le sommet est la réunion à angle aigu des parois externe et interne.

Cette paroi interne est formée par le muscle releveur revêtu de ses deux aponévroses. Les deux releveurs, réunis en arrière du rectum, forment une sorte de lit sur lequel repose l'ampoule rectale.

Nous ne décrirons pas les aponévroses du releveur, ce qui sortirait de notre sujet.

Dans l'intervalle qui s'étend de l'anus au coccyx, les excavations ischio-rectales droite et gauche arrivent au contact ; plus en avant, elles sont séparées par l'anus. A la partie postérieure, elles s'écartent de nouveau, le coccyx s'interposant entre elles.

Au-dessus de l'aponévrose du releveur, entre elle et le péritoine, on rencontre une couche celluleuse, lâche, traversée par les vaisseaux se rendant au rectum. Cette couche dont l'épaisseur est plus grande en arrière qu'en avant remplit l'espace dit *pelvi-rectal supérieur*. Cet espace compris entre l'aponévrose supérieure du releveur, le péritoine, le rectum et les parois du bassin varie comme étendue suivant que le releveur est relâché ou non.

Un tissu cellulaire abondant remplit tout cet espace, et latéralement ce tissu communique avec celui des fosses iliaques, par l'intermédiaire de la couche celluleuse sous-péritonéale des parois pelviennes, et chez la femme, il se continue avec celui des ligaments larges ; en arrière, il fait suite à celui qui se trouve dans le méso-rectum et la concavité du sacrum. Ce tissu cellulaire a son importance au point de vue opératoire, car il est traversé par les branches viscérales de l'artère et de la veine hypogastrique, le plexus sacré et les ganglions sacrés du grand sympathique appliqués contre le sacrum.

Cette région était importante à connaître à cause des interventions par le périnée, aussi bien l'amputation de Lisfranc, reprise plus tard par M. Quénu, que notre procédé d'extirpation, de résection d'un segment plus ou moins étendu de rectum par la voie périnéale. Il résulte de cette étude que la face antérieure du rectum est la plus importante de toutes, au point de vue des rapports, et il nous a semblé que ce fût là une indication de commencer l'opération par la dénudation de cette face antérieure.

La description du périnée, comme des tissus péri-rectaux du bassin, trouvera sa place à mesure que, dans les chapitres suivants, nous aurons à décrire des procédés opératoires intéressant ces régions.

C'est la raison de l'étendue que nous avons donnée à ce premier chapitre, tout en restant sur le terrain des seules notions anatomiques utilisables au cours de ce travail.

CHAPITRE II

Méthodes opératoires et résultats.

Longtemps ignoré, longtemps abandonné à l'empirisme, le traitement du cancer du rectum n'a pris quelque consistance qu'à la fin du siècle dernier. Ce traitement fut d'abord palliatif, nous lui réserverons dans notre étude un paragraphe spécial; les méthodes thérapeutiques proposées dans un but de cure radicale nous occuperont en premier lieu.

On a commencé à aborder le rectum de bas en haut par la région périnéale postérieure; les procédés de Lisfranc, de Velpeau, de Denonvilliers modifiés par les auteurs modernes étant fondés sur le même principe, au point de vue de la voie d'accès, nous ont paru capables d'être groupés sous le nom de : méthode périnéale.

Méthode périnéale.

Bien que Faget (1), en 1739, ait extirpé une portion du rectum pour un vaste abcès qui avait décollé le tissu cellulaire des fosses ischio-rectales, l'ablation d'un segment plus ou moins étendu de rectum pour cancer fut pratiquée la première fois le 13 février 1826 par Lisfranc.

Boyer, d'après Vidal (de Cassis), avait déjà repoussé cette opération. Béclard, au contraire, dans une de ses cliniques de la Pitié (1823) avait reconnu qu'il y avait lieu d'extirper l'extrémité inférieure du rectum « dans le cas de

(1) Faget, *Des abcès qui arrivent au fondement*, 1739.

squirrhe de cet intestin. » Tel était l'état de la question, au moment où Lisfranc pratiqua sa première extirpation du rectum.

Ce fut Pinault (1), élève de Lisfranc, qui vulgarisa d'abord, dans sa thèse, les idées de son maître et fixa les indications et le manuel opératoire de cette opération, l'amputation du rectum. Quelques mois après la thèse de son élève, Lisfranc lut à l'Académie de médecine un mémoire sur l'opération qu'il avait pratiquée. Il y exposait, d'abord, les recherches qu'il avait faites pour savoir exactement à quelle distance se trouvait la réflexion du péritoine recto-vésical, fixant ainsi la limite au point de vue du siège, de l'opérabilité des tumeurs du rectum. Un cancer dont le doigt ne pouvait dépasser la limite supérieure, occupait, d'après les recherches de Lisfranc, la portion péritonéale du rectum et se trouvait au-dessus des ressources de l'art. L'ouverture de la séreuse péritonéale était, à cette époque, un accident presque infailliblement mortel.

Enfin l'extension du néoplasme était souvent une contre-indication. Il en résulte que la technique opératoire de Lisfranc dépendait des indications qu'il posait ainsi :

Il y a, disait-il, trois catégories de cancer du rectum :

1° Ceux qui peuvent guérir sans opération ;

2° Ceux dont la guérison est impossible sans opération ;

3° Ceux qui sont au-dessus des ressources de l'art.

Les cancers de la première catégorie étant laissés de côté, il fallait pour opérer ceux de la deuxième catégorie :

« Qu'avec le doigt indicateur, on puisse dépasser les limites supérieures du mal qui a résisté à tous les moyens ordinaires et qui menace le malade d'une mort certaine.

« On s'assurera ensuite autant que possible de l'épaisseur du cancer autour du rectum. Quand le tissu cellulaire

(1) Pinault. Thèse de Paris, 1829.

qui environne la partie inférieure du canal intestinal est sain, l'intestin mobile et se laisse abaisser, notre opinion est qu'alors on doit opérer. »

Le malade étant placé dans la position de la taille périnéale, Lisfranc pratiquait alors « à 27 millim. de l'anus », deux incisions semi-lunaires comprenant la peau et se réunissant en avant et en arrière du rectum. Cette incision pratiquée, le plan opératoire est modifié suivant les variétés cliniques.

Si le cancer est superficiel, par exemple, « borné à la muqueuse et ne s'étendant pas au-delà des limites de l'intestin, quand en même temps il ne s'élève pas à plus de 27 millim. au-dessus de l'anus, il est facile, en recourbant le doigt indicateur introduit dans le rectum, en le retirant en bas, de renverser l'intestin sur lui-même, de manière à mettre toute la maladie à découvert. Il suffit alors de fendre la partie renversée du rectum et de l'exciser en la contournant avec de forts ciseaux. Quand la maladie se présente sous cette forme, l'opération est aussi simple que facile à exécuter.

« Quand le cancer a envahi la totalité des tuniques de l'intestin, qu'il remonte à la hauteur de 54 à 81 millimètres, l'opération devient plus compliquée. Il faut après avoir fait les deux incisions semi-lunaires et disséqué la partie inférieure du rectum dans toute sa circonférence, pratiquer avec de forts ciseaux droits, dirigés sur le doigt indicateur introduit dans l'intestin, une incision parallèle à son axe. Cette incision doit être faite sur la partie postérieure du rectum, puisque cet endroit est celui où l'on rencontre le moins de vaisseaux et où il y a moins à craindre d'ouvrir le péritoine ou de blesser quelque organe important. »

La conservation des sphincters préoccupa Lisfranc qui n'oublie pas de dire, à la fin de sa description, que « les fibres du sphincter externe ne sont pas enlevées en totalité et, après la cicatrisation de la plaie, les malades ne sont nullement gênés dans l'acte de la défécation. »

Les chirurgiens, mal armés contre les hémorrhagies et les infections opératoires, eurent des insuccès et l'opération de Lisfranc tomba dans le discrédit. Elle reçut bon accueil en Angleterre où elle est encore couramment pratiquée.

DIEFFENBACH (1) pratiquait une double incision sur l'anus, l'une en avant était prolongée jusqu'au raphé périnéal, l'autre en arrière s'étendait jusqu'au coccyx. Elles divisaient non seulement toute l'épaisseur des sphincters, mais encore toute la portion qui étant située au-dessus d'eux n'était pas envahie par la lésion. Les deux moitiés de l'intestin ainsi divisées étant fortement écartées, on pratiquait de chaque côté et immédiatement au-dessus de la lésion, une incision horizontale reliant les incisions postérieure et antérieure. On constituait ainsi deux lambeaux très épais, de forme quadrilatère, comprenant non seulement les sphincters divisés, mais toutes les parties molles adjacentes situées en dehors de l'intestin et limitées en bas par la marge de l'anus, en avant et en arrière par la double incision verticale (périnéale et coccygienne), en haut par l'incision horizontale séparant la portion saine de l'intestin de la partie à extirper.

Cette dernière était abaissée, puis après excision circulaire de la lésion, le bout inférieur était suturé au bout supérieur des lambeaux quadrilatères sus-décrits. Cette réunion circulaire étant accomplie, il ne restait plus qu'à rapprocher les deux incisions verticales sphinctériennes, ce qui était exécuté soigneusement par un double plan de suture profond et superficiel.

VELPEAU, en 1839, apporte une modification au procédé

(1) Cité par Marchand. Soc. de Chir. 1889.

de Lisfranc. Il commence par sectionner le rectum en
arrière et attire la portion ainsi détachée en bas et en
dehors ; puis avec une aiguille courbe, il passe de haut
en bas du rectum vers la peau une série de fils au-dessus
de la tumeur. Celle-ci est ensuite détachée au bistouri ou
aux ciseaux au-dessous des fils. Ceux-ci noués, servent à
réunir la plaie aussi bien qu'à assurer l'hémostase.

Récamier appliqua la ligature élastique à l'extirpation
d'un cancer du rectum, mais nous ne nous arrêterons pas
davantage à cette modification. Les procédés de Lisfranc
et de Velpeau étaient critiqués par CHASSAIGNAC à cause de
l'hémorrhagie qu'ils engendraient. Il pensait que ces procédés pour l'exécution desquels le chirurgien est obligé de
faire des incisions considérables dans une région très vasculaire, qui l'est rendue plus encore par le fait de la maladie, « exposent à des dangers nombreux dont le plus
imminent est l'hémorrhagie. » Aussi Chassaignac propose-
t-il d'éviter ce danger par l'emploi de l'écraseur linéaire.

Ce mode d'exérèse ne s'applique convenablement qu'à
la condition d'une pédiculisation préalable. Or comment pé-
diculiser un cancer du rectum ? Voici comment il procé-
dait : « Au moyen d'un trocart courbe pénétrant en arrière
de l'anus, je traverse d'abord la paroi postérieure du rectum ; je traverse ensuite la paroi antérieure du rectum
toujours au-dessus des parties malades, et je viens
faire sortir la pointe de l'instrument à la peau du périnée,
immédiatement au devant de l'ouverture anale.

« On passe ensuite la chaîne de l'écraseur et on divise
la masse cancéreuse en deux moitiés latérales. Pour pédi-
culiser ensuite les deux parties de la tumeur, on traverse
chacune d'elles à sa base et dans les parties saines, au
moyen d'un trocart courbe dirigé transversalement et
sortant à l'orifice anal. C'est alors au-dessus de ces deux
convexités, l'une antéro-postérieure, l'autre transversale,

et qui toutes deux se trouvent dans les parties saines, un peu au-delà de la limite des tissus altérés, que vient passer l'anse de pédiculisation, sur laquelle vient passer l'anse de l'écraseur. »

DENONVILLIERS incise les parties molles de l'anus au coccyx et fait les deux incisions circonférencielles autour de l'anus. Il prolonge même quelquefois l'incision postérieure sur le côté du coccyx pour se donner du jour en arrière et manœuvrer dans l'espace pelvi-rectal supérieur. Avec cet auteur nous voyons naître l'idée que l'on doit se donner du jour en arrière. Cette idée, reprise par d'autres, conduira à aborder le rectum par la voie pelvienne postérieure (voies coccygienne, sacrée, parasacrée).

L'incision ainsi pratiquée, on dissèque le rectum en arrière et sur les côtés et l'on peut ensuite, en le renversant, le séparer facilement et sûrement de ses adhérences antérieures.

Richet avoue ses préférences pour ce procédé, et les auteurs anglais le décrivent comme procédé de choix, omettant seulement de citer le nom de l'auteur français.

Plus récemment, M. CHALOT (1) a proposé un procédé « combiné d'après ceux de Lisfranc, Velpeau, Denonvil- « liers et autres maîtres. »

Le sujet est mis, comme dans les procédés précédents, dans la position de la taille. Un gorgeret étroit étant placé dans le rectum pour protéger la paroi antérieure de cet organe et de l'anus, on enfonce un long bistouri droit de dehors en dedans, au ras du sommet du coccyx jusqu'à la rencontre du gorgeret, et l'on sectionne d'un seul coup tous les tissus, y compris l'anus.

Tendant ensuite avec une pince la moitié latérale gauche de l'anus au niveau de l'angle formé par la fente, on fait

(1) M. Chalot. Chirurgie opératoire, 1893.

avec le bistouri, à 2 cent. en dehors de la marge anale, une
incision allant du bulbe de l'urèthre à la fente médiane postérieure. Une incision semblable du côté droit complète le
cercle interrompu par l'incision postérieure.

Coupant ensuite le raphé ano-bulbaire et les muscles
transverses superficiels, on pince l'anus pour l'abaisser
vers soi ; cette manœuvre facilite la dissection de la face
antérieure qui doit être poursuivie sur une hauteur de 4 à
5 cent. Chez la femme, la dissection de la face antérieure
du rectum se fait par le décollement de la cloison recto-
vaginale.

Avec les ciseaux, on fend la partie antérieure libre du
rectum et on abat chacune de ses moitiés au haut de la
partie isolée. Un sujet de catgut fixe circulairement la
coupe du rectum à la peau de la région.

La dernière modification au procédé de Lisfranc est due
à M. QUÉNU (1). L'amputation dont il décrit la technique
s'applique aux cas où la tumeur ayant envahi la région
sphinctérienne, celle-ci doit être sacrifiée.

« Le malade étant dans la position de la taille périnéale,
un coussin modérément élevé sous le sacrum, tracer une
incision longitudinale et médiane, partant d'un point situé
en avant de l'anus, puis contourner l'orifice de chaque
côté et rejoindre la commissure postérieure, en prolon-
geant l'incision presque au-delà du coccyx. Aussitôt que
la peau de la marge de l'anus est disséquée, on oblitère
l'orifice anal à l'aide d'une suture en bourse à la soie, sans
couper les deux chefs du fil qui serviront pour la traction.
Cette suture est destinée à fermer solidement l'anus afin
de traiter le rectum comme un kyste à contenu septique.

La dissection intéressera le sphincter externe à sa commissure inférieure, et sur les côtés, le tissu cellulaire des

(1) Quénu. *Presse médicale*, 27 février 1897.

fosses ischio-rectales. A la partie antérieure, « on se servira du transverse pour trouver le plan profond de sépa-
ration du bulbe et du rectum ; écartant ensuite en avant le
renflement bulbaire à l'aide d'une anse de fil, pousser la
dénudation jusqu'au bec de la prostate. La dénudation des
bords antérieurs du releveur est d'un grand secours pour
cette manœuvre. » On sectionne alors ces muscles et, pour-
suivant la dénudation en arrière et sur les côtés, on arrive
jusqu'au cul-de-sac péritonéal.

Les brides qui retiennent le rectum sur les parties latérales (aponévroses sacro-rectogénitales, vaisseaux hémorrhoïdaux moyens) sont sectionnés et on amène hors de la
plaie 10 à 12 cent. d'intestin, sans avoir ouvert le cul-de-
sac péritonéal.

Cela fait, « le reste de l'opération, dit M. Quénu, n'est
plus qu'un jeu », car la dénudation de la face antérieure
permet de rompre les connexions de l'intestin avec les organes voisins : vessie, urèthre, prostate. Celle-ci, plus ou
moins adhérente au cancer, est souvent intéressée en
partie dans l'amputation ; cette section est inoffensive à la
condition de ménager l'urèthre ; M. Quénu résout la difficulté : 1° en introduisant un cathéter dans l'urèthre ; 2° en
pinçant latéralement la prostate et en sectionnant, le bistouri à plat, une portion de tissu glandulaire, située au-
dessous du cathéter, laissant une épaisseur suffisante de
glande pour recouvrir l'urèthre.

Lorsque la portion du rectum malade a pu être amenée
hors de l'incision, on place une ligature sur l'intestin loin
du mal, l'autre, inférieure, au niveau de la tumeur et quelques coups de ciseaux suffisent à emporter celle-ci.

Il reste alors le bout supérieur avec lequel on doit con-
fectionner un anus.

M. Quénu eut l'idée, au cours de l'opération qu'il fit sur
le vivant, de se débarrasser de ce bout supérieur « en le

retournant en doigt de gant de bas en haut vers l'orifice d'un anus iliaque » pratiqué avant l'opération.

« Pour cela, une longue pince fut introduite par mon aide, M. Robineau, par l'orifice inférieur de l'anus iliaque de haut en bas jusqu'à l'extrémité inférieure du segment rectal, toujours fermé par sa ligature; les mors de la pince étant écartés, saisirent cette ligature à travers l'épaisseur des parois, la pince fermée fut retirée doucement par mon aide, pendant que mon doigt facilitait, par l'excavation, l'invagination intestinale; bientôt la surface muqueuse se présenta à la bouche iliaque. Une pince à mésentère fut appliquée sur le bout invaginé, à quelque distance de la paroi abdominale, et la large brèche péritonéale inférieure fut suturée au fond de l'excavation sacrée, et celle-ci bourrée de gaze stérilisée. »

L'incision, dans ce mode d'amputation, de M. Quénu, procède très nettement de l'incision de Denonvilliers. D'autre part, la dénudation de la face antérieure du rectum avait déjà été pratiquée par Lisfranc dans l'amputation du rectum, et par Nélaton dans la taille pré-rectale. Ce qui constitue vraiment l'originalité de ce mode opératoire, c'est la suppression du bout supérieur qui est très gênant, difficile à amener à la peau et cause souvent, par l'infection consécutive des tissus voisins, les insuccès des interventions pratiquées dans cette région.

Telles sont les diverses modifications apportées successivement à la méthode périnéale.

Il y a lieu d'examiner la valeur de celle-ci et, pour cela, l'étude des accidents, des résultats éloignés et de la statistique trouvera ici une place toute naturelle.

Les accidents qui nous occuperont en premier lieu se divisent, suivant leur mode d'apparition, en accidents opératoires et accidents post-opératoires.

ACCIDENTS (1). — *a) Accidents opératoires.* — Ceux-ci
se produisent au cours de l'opération. Outre les accidents
communs à toute opération, comme l'hémorrhagie, la
syncope, il y a des accidents propres à la région; ces accidents sont l'ouverture de la vessie, la section de la prostate, du vagin; l'instrument tranchant, en disséquant le
néoplasme adhérent au réservoir urinaire, pénétrera accidentellement dans la vessie, quelquefois d'ailleurs l'opérateur peut emporter, de parti pris, une portion de vessie
envahie par la tumeur qu'il veut enlever en totalité.
Nussbaum (de Munich), en 1863, faisant sa première
amputation du rectum, rencontra un néoplasme adhérent
à la vessie et à la prostate, il n'osa pas enlever une portion
de ces organes; mais dans les interventions qu'il pratiqua
ensuite, il n'hésita pas à exciser la portion de vessie ou de
prostate adhérente au cancer rectal. La prostate, en effet,
n'échappe pas à l'excision, et M. Quénu, dans son procédé
d'amputation, propose résolument la section d'une portion
de tissu glandulaire.

Le vagin est également intéressé, et Nussbaum en a
excisé des segments plus ou moins étendus, adhérents au
cancer du rectum.

L'uretère et les canaux déférents n'ont jamais été blessés
dans la méthode périnéale.

b) Accidents après l'opération. — L'hémorrhagie n'est
pas généralement notée dans la méthode périnéale, bien
que Lisfranc ne possédât pas nos moyens actuels d'hémostase; mais il tamponnait soigneusement la plaie et attendait
pour terminer l'opération que tout écoulement sanguin eût
disparu, traitant ainsi l'amputation du rectum comme celle
d'un membre où l'hémostase doit être complète. Aussi, la

(1) La thèse d'agrégation de M. Péchaud, 1880, nous a été d'un précieux secours
pour la statistique des accidents et des résultats dans la méthode périnéale

lecture des observations de Lisfranc, de Nélaton, de Ricord, de Dolbeau, de Maisonneuve, ne nous a pas signalé l'existence des hémorrhagies post-opératoires.

Il y a cependant un cas de Velpeau où l'hémorrhagie se produisit après l'opération et amena la mort.

La dysurie s'observe assez fréquemment, et M. Quénu eut recours contre cet accident aux injections de sérum artificiel pour élever le taux de l'urine.

Le *choc* a été très peu noté également, mais les *complications pulmonaires* fournissent un plus grand nombre d'exemples, qui ne furent pas tous mortels. Ces accidents, qui se produisent souvent après les grandes interventions, peuvent ici avoir une autre signification. Sans vouloir parler des métastases, on peut penser que l'intervention a favorisé l'envahissement des divers organes par la néoplasie : un embolus cancéreux ne peut-il pendant l'intervention être lancé dans la circulation et par elle apporté dans le poumon ?

Les *cellulites pelviennes* dues à l'irruption des matières fécales dans les fosses ischio-rectales, figurent trois fois dans les observations ; la mort fut la conséquence de cette complication.

La *péritonite* apporte un contingent de 10 cas mortels ; cette péritonite succéda à des inflammations de voisinage, bien que le péritoine eût été respecté.

Enfin un autre groupe de lésions infectieuses, la *phlébite pelvienne*, a été observé deux fois (1) ; la terminaison fut fatale.

Suites éloignées. — Une des graves conséquences des amputations du rectum est l'*incontinence des matières*

---

(1) Pléchaud. Loc. cit.

fécales. Lisfranc, dans ses neuf opérations, ne l'observa pas une seule fois ; et cela ne doit pas nous étonner, car nous avons vu le soin qu'il mettait à disséquer, pour la ménager, la région sphinctérienne. Nous voyons survenir cette infirmité — repoussante pour le malade et son entourage — avec Baumès en 1836, Petel en 1838 ; Maisonneuve en 1860 observe de l'incontinence pendant les premières semaines seulement.

C'est à peine si Velpeau, Dolbeau et, à l'étranger, Gant ont observé quelques rares cas de cette conséquence déplorable.

« Il était, en effet, naturel de penser, disait Chassaignac (1), et à priori on devait croire que l'amputation de ceux des cancers du rectum pour lesquels on est obligé d'enlever tout l'anneau cancéreux sphinctérien, amènerait chez les opérés l'impossibilité de retenir les matières fécales. Eh bien, l'observation de quarante cancers du rectum opérés depuis l'emploi de ma méthode m'a démontré que l'intestin avait la remarquable propriété de se reconstituer un sphincter, quelle que fut la hauteur à laquelle on avait amputé toute la circonférence intestinale. »

C'est également en vain qu'on chercherait des exemples de rétrécissement cicatriciel, de prolapsus dans les observations de Lisfranc et de ses imitateurs.

Les suites éloignées peuvent donc être considérées comme généralement bénignes dans les interventions périnéales.

L'étude de cette période éloignée de l'opération nous amène à en consulter les *résultats statistiques* que nous diviserons en statistique de la mortalité et statistique de la récidive.

Statistique de la mortalité. — Une pareille statistique

(1) Traité des opérations chirurgicales, t. II.

dans le sujet qui nous occupe est délicate à établir, car les tumeurs que l'on a opérées étaient plus ou moins justiciables d'une intervention, et, suivant le chirurgien, donne une proportion variable de mortalité qui n'a rien à voir avec le procédé opératoire suivi. C'est ainsi que dans les cent quarante-neuf observations (1) de Lisfranc, Velpeau, Denonvilliers, etc., et les auteurs étrangers d'une manière générale, on peut dire que la mortalité oscille entre 36, 24 et 16 %. Les causes de la mort ont été ainsi relevées dans le tableau suivant (2) :

Péritonite.........................	18
Cellulite pelvienne.........	3
Phlébite pelvienne....................	2
Pyohémie........................	3
Épuisement......................	2
Embolie pulmonaire.............. ..	2
Hémorrhagie.....................	1
Érysipèle	1
Obstruction par rétrécissement situé plus haut que le champ opératoire.........	1
Collapsus	1
Accidents pulmonaires..................	1

Dans ces cent quarante-neuf observations, il y a lieu de diviser en catégories les opérations qui portaient, soit sur des tumeurs adhérentes, soit sur des tumeurs indépendantes des organes voisins ; on peut compter 34 morts, soit 28,5 pour 100.

L'extirpation des 31 cas de tumeurs adhérentes fournit 2 morts, soit 6,45 pour 100. Cette dernière statistique ne satisfait guère M. Piéchaud. « Comment les opérations les plus graves (dans les cas de tumeurs adhérentes) donne-

(1) Piéchaud. Loc. cit.

(2) M. Piéchaud. Thèse d'agrégat., 1883.

raient-elles des résultats plus favorables que les opérations simples ? Il est impossible de ne pas conclure que le
plus souvent, les opérations pratiquées dans de mauvaises conditions et suivies de mort n'ont pas été publiées tandis qu'on s'est hâté de publier les cas heureux. » Là,
comme partout ailleurs, « les chirurgiens n'ont pas apporté
à l'aveu de leurs fautes le même empressement qu'ils mettent à vanter leurs succès. » (1)

Les survivants ont-ils longtemps bénéficié de l'intervention par la méthode périnéale? C'est ce qui doit ressortir
d'une statistique de la récidive.

Statistique de la récidive. — Sur 149 observations (2)
on relève 103 guérisons de l'opération, soit 69 %, 3 récidives immédiates et 7 résultats douteux.

Les tumeurs sans adhérences ont fourni, sur 118 cas,
3 récidives immédiates ; les tumeurs adhérentes donneraient
sur 31 cas, 27 guérisons, 2 résultats inconnus et 2 morts.
Il est bien difficile d'interpréter cette statistique dans les
cas de tumeurs adhérentes, et par ce fait envahissantes,
impossibles à enlever complétement, sujettes finalement à
la récidive, car les auteurs ont passé sous silence les cas
malheureux.

Voie coccygienne

La recherche du rectum dans les imperforations de cet
organe étant parfois laborieuse par les procédés ordinaires.
Verneuil en 1857 (3), eut l'idée de se donner du jour en
arrière en réséquant le coccyx. Ces recherches anatomiques furent répétées sur le vivant : la voie coccygienne
était ainsi créée. Verneuil étendit bientôt l'application de

(1) Compendium de chirurgie.
(2) Piéchaud, Loc. cit.
(3) *Bulletin de la Soc. de chir.* 1857.

cette voie d'accès à l'extirpation du cancer du rectum;
« mais le malade ayant succombé aux suites de l'opération,
je ne puis dire ce qui en serait résulté; je sais seulement
que la dissection profonde de la tumeur fut singulièrement
aidée par cette manœuvre préliminaire. » Ce n'est que plus
tard que Verneuil fixa, pour cette application aux cancers
du rectum, le manuel opératoire tel que nous le trouvons
décrit dans la thèse de M. Piéchaud.

Cette opération doit être considérée comme très importante, car dès 1870 (1) elle propose l'idée essentielle de se
créer une voie d'accès vers le rectum par la section préliminaire de la paroi postérieure du bassin dans des propor-
tions encore modestes. Kocher et plus tard, Kraske ont
étendu les applications de l'idée de Verneuil, mais l'opération de Kraske est tout entière en germe dans la conception du chirurgien français.

L'opération comprend cinq temps :

1er temps. — Le malade étant chloroformé et tourné sur
le côté droit, l'opérateur taille avec le couteau du thermo-
cautère en arrière de l'anus, un lambeau triangulaire dont
la base répondait au sommet du coccyx et le sommet du
triangle à la partie postérieure de l'anus. Ce lambeau com-
prenait la peau et le tissu cellulaire sous-cutané. En déga-
geant à droite et à gauche ce lambeau, on voit la face postérieure du rectum. Mais si la tumeur remonte un peu
haut, l'opérateur allongeait les incisions latérales, et le lambeau bien libéré à sa base découvrait la pointe, puis le
corps du coccyx, dans une étendue de deux centimètres
et demi.

2e temps. — La résection du coccyx occupe le second
temps. L'opérateur promène la pointe du thermo-cautère

_____

(1) Raymond. *Extirpation des tumeurs*, 1870, p. 95.

tout autour du coccyx pour dégager l'os; enfin, pour
achever le dégagement, il porte la lame de l'instrument au
rouge sombre, parallèlement à la surface de la partie qui
doit être réséquée et fait la petite manœuvre indiquée par
Liston pour libérer, dans un mouvement tournant, les parties molles encore adhérentes aux métatarsiens et aux
métacarpiens.

A l'aide de fort ciseaux portés transversalement sur le
coccyx, on le sectionne d'un seul coup et sans effort.
L'hémostase des vaisseaux de l'os est alors pratiquée, ainsi
que la forcipressure de l'artère sacrée moyenne.

3e temps. — La face postérieure du rectum apparaît sur
une plus grande étendue. Perforant alors le rectum de
dehors en dedans et au-dessus de la tumeur, à l'aide d'une
sonde cannelée qui va ressortir par l'anus, on promène de
haut en bas dans la rainure de la sonde cannelée la pointe
du thermo-cautère.

4e temps. — Pour bien voir la tumeur, on divise encore
le lambeau qui la contient en son centre en deux moitiés
droite et gauche.

5e temps. — Il s'agit, dans ce dernier temps, de séparer
les tissus sains du néoplasme; on y parvient en passant
de 1 c. 1/2 en 1 c. 1/2 à travers les tissus sains des fils de
soie au moyen d'une aiguille de Deschamps. On coupe
au-dessous du fil qu'on vient de passer et on serre ce
fil après chaque coup de ciseaux. La tumeur est ainsi enlevée et l'on procède au pansement.

Ce mode d'extirpation présente plusieurs avantages. Le
lambeau taillé dans le premier temps donne beaucoup de
jours et plus tard, « ce lambeau cutané venant s'interposer
dans le nouvel anus, s'oppose à la rétraction consécutive au

rétrécissement qui pourrait avoir tendance à se produire (1). »

Le thermo-cautère est préférable à la ligature et à l'écraseur; car il rend l'opérateur maître de toute hémorrhagie.

D'autre part, la ligature préventive des parties saines
tenant encore au lambeau avant l'exérèse de celui-ci produit encore l'hémostase d'une façon satisfaisante. Tout
danger d'hémorragie est, par ce procédé, pour ainsi dire,
écarté.

Ce mode opératoire peut encore être utilisé pour les ex-
tirpations totales. Il suffira, si le cancer est annulaire, de
segmenter la paroi antérieure à l'aide de la sonde cannelée
introduite de bas en haut, et de faire précéder l'excision de
la tumeur de la ligature des pédicules qui la relient aux
parties saines. Si cependant l'étendue de la tumeur à la
partie antérieure faisait prévoir une dissection laborieuse,
Verneuil proposait de tailler en avant de l'anus un lambeau
semblable à celui qu'il taille en arrière.

Chez la femme, quand la cloison recto-vaginale est envahie, on pourrait, au dire de M. Piéchaud, « enlever, comme
le font certains chirurgiens, la cloison recto-vaginale à
l'écraseur ou à l'anse galvano-caustique; et si la muqueuse
seule est envahie du côté du rectum, la dissection avec ou
sans incision verticale de la cloison, se présente naturelle-
ment comme un excellent moyen. (2) » Tel était le manuel
opératoire suivi par Verneuil en 1883.

Kocher (de Berne) n'avait pas tardé, comme nous
l'avons dit plus haut, à appliquer les idées de Verneuil (3),
au traitement du cancer du rectum. Les essais d'applica-

(1) Piéchaud. Loc. cit., p. 40.

(2) Loc. cit., p. 41.

(3) On a à tort attribué à Kocher l'application de la voie coccygienne au cancer
du rectum. Verneuil l'avait précédé, et nous tenons à réagir contre cette erreur en
revendiquant pour Verneuil la priorité d'exécution.

tion furent loin de rencontrer un bienveillant accueil et restèrent momentanément oubliés.

En 1880, Kocher revient cependant à son idée; mais il rencontre au Congrès de Copenhague un sérieux adversaire dans Esmach (1), qui proclame l'inutilité du procédé dans la majorité des cas.

MM. Delens, Polaillon et Trélat, en France, avaient utilisé la résection du coccyx pour se donner du jour en arrière dans l'extirpation des tumeurs cancéreuses du rectum. M. Polaillon fendait même le coccyx sur la ligne médiane et en écartait les deux moitiés.

Lange (2) (de New-York) utilisait la voie coccygienne pour l'ablation de la partie inférieure du rectum dans les cas de cancer.

Les *accidents opératoires* ont été l'ouverture du péritoine qui eut, dans un cas (Th. de Raymond, 1870), une issue fatale, trois jours après l'opération.

L'hémorrhagie est rarement notée car les ligatures préventives, le thermo-cautère mettaient à l'abri de cet accident.

Accidents éloignés. — La péritonite figure deux fois dans les six observations de Verneuil; dans le premier cas, elle succéda à l'ouverture du péritoine.

La lymphangite, l'érysipèle amenèrent la mort de deux opérés : la lymphangite au bout de trois jours, l'érysipèle après douze jours, surprenant la malade en voie de guérison.

Enfin Verneuil signale trois morts, deux par péritonite et un par érysipèle.

(1) Esmarch. Congrès de Copenhague, 1884. Compte-rendu, t. II, p. 3 et 4. Section de chir.

(2) *Annales d'anatomie et de chirurgie.* Brooklyn, New-York, 1883.

La guérison se serait observée trois fois dans les six observations de Verneuil où il fit la résection du coccyx et l'exérèse de la tumeur, par le procédé que nous avons décrit plus haut.

Nous regrettons de ne pouvoir grouper ces six observations de Verneuil avec les observations étrangères, mais celles-ci sont tellement résumées dans les travaux qui les citent qu'il est difficile de se faire une opinion sur les résultats et les complications immédiates ou éloignées.

Voie sacrée

La voie coccygienne devait être bientôt dépassée, la voie d'accès agrandie, les idées de Verneuil conduites à des applications plus étendues. Bardenheuer *émit l'idée* en 1880, dans un mémoire sur le drainage du péritoine (1), *d'atteindre les parties élevées de l'intestin en réséquant le sacrum.*

Kraske, d'autre part, avait obtenu, par la simple résection coccygienne, de mauvais résultats ; dans deux cas suivis de mort, il avait été gêné par l'hémorrhagie et le peu de jour obtenu. Il ajouta à la résection du coccyx celle d'une partie du sacrum, et son procédé fut créé. En décembre 1884, il essaya cette nouvelle voie d'accès par le sacrum, *voie sacrée*, sur deux malades atteints de cancer élevé du rectum, en réséquant le coccyx et le sacrum ; ces deux interventions furent suivies de succès.

Le 11 avril 1885, il proposait au Congrès allemand de chirurgie son procédé de résection partielle du sacrum pour extirper les cancers élevés du rectum. Il ne donnait à ce moment que son procédé de résection osseuse, laissant dans l'ombre les autres points de l'opération, relatifs à la suture des deux bouts intestinaux.

(1) Bardenheuer. *Zur Fraejel der Drainag der peritoneal Kohl*, Stuttgard, 1880.

En outre, dans son premier mémoire (1). Il démontrait que non seulement la section osseuse agrandissait le champ opératoire, mais que celle-ci avait l'avantage de ménager la région sphinctérienne.

Dans son deuxième mémoire (2). Kraske a définitivement réglé son manuel opératoire depuis l'incision de la peau jusqu'à la suture des deux bouts intestinaux.

Le malade est placé dans le décubitus latéral droit, le membre inférieur droit en extension complète, la cuisse gauche fléchie sur le bassin.

Sur la ligne médiane, le chirurgien incise de l'anus jusqu'au milieu du sacrum les parties molles jusqu'à l'os. A l'aide de la rugine, on détache ensuite les masses musculaires jusqu'au bord gauche du sacrum et on les fait récliner fortement en dehors.

A droite, on détache les parties molles adhérentes au coccyx, on sépare de la paroi antérieure de cet os les tissus lâches qui la recouvrent et on désarticule le coccyx, puis on le résèque dans l'interligne articulaire avec une cisaille. A coups de ciseau et de maillet, on fait sauter la portion du sacrum située au-dessous du troisième trou sacré. Le trait de section qui décrit une courbe ouverte à gauche et en dehors commence sur le bord gauche de l'os, à hauteur du troisième trou sacré, rase le bord inférieur de ce trou, passe à travers le trou sous-jacent et finalement à travers la corne sacrée inférieure gauche. De la sorte, le canal sacré n'est pas ouvert, le troisième nerf sacré innervant le releveur de l'anus est épargné ; mais les branches postérieures des nerfs sacrés, ainsi que les branches antérieures des quatrième, cinquième et sixième nerfs sacrés sont, du fait de la section, délibérément sacrifiés.

(1) Kraske. Archives de Langenbeck, t. XXXIII.
(2) Kraske. *Berliner Klin. Woch*. 1887.

L'opération préliminaire (voropération hülfopération) est
terminée.

Pour exécuter la deuxième partie de l'opération, qui est
l'exérèse de la tumeur, on place le malade dans le décubitus
dorsal, le siège très élevé, les cuisses ramenées sur le
ventre. A travers la brèche sacrée, il est maintenant possible d'aller avec les doigts décoller prudemment la
tumeur d'avec les tissus voisins ; néanmoins s'il y a des
vaisseaux sectionnés, au cours de cette manœuvre, on les
oblitèrera par des pinces hémostatiques. L'ouverture du
cul-de-sac de Douglas sera, s'il est possible, évitée, bien
qu'elle soit loin de constituer une faute opératoire. Kraske
va même jusqu'à recommander d'ouvrir le péritoine pour
faciliter l'abaissement de l'intestin. Celui-ci est ensuite
sectionné au-dessus et au-dessous de la tumeur, en pleine
partie saine, et le bout supérieur de l'intestin est suturé au
bout inférieur. Cette suture constitue le temps le plus
long et le plus difficile de l'opération. Kraske pratiquait,
dans ses premières opérations, la suture circulaire des
deux bouts intestinaux, mais elle échoua chez ses deux
premiers malades. Pour éviter à l'avenir la péritonite consécutive qui emporta ces malades, Kraske renonça à suturer les deux bouts de l'intestin sur toute leur circonférence;
il se borna à réunir la partie antérieure du bout supérieur
à la partie antérieure du bout inférieur, la partie postérieure
restant béante et formant ainsi un anus sacré qu'une au-
toplastie oblitérerait ultérieurement. Il va sans dire que
cette suture des bouts intestinaux pour Kraske et ses
imitateurs n) s'appliquera que lorsque l'anus et la région
sphinctérienne seront respectés par le néoplasme et qu'on
n'a à enlever qu'un segment intestinal, car l'opération type
ne s'adresse qu'aux résections partielles et non aux amputations.

Enfin, si le rectum a dû être fendu verticalement en arrière, Kraske reconstituait l'intégrité de cet intestin par un ou deux plans de suture.

Le procédé de Kraske n'a pas été accueilli sans réserve, il sera intéressant de résumer les principales critiques qui lui ont été faites. On s'est tout d'abord attaqué à la résection osseuse ; celle-ci aurait, d'après certains auteurs, l'inconvénient de sectionner le filum terminale et d'intéresser quelquefois le canal sacré.

La portion de sacrum qui est réséquée se trouve cependant bien en dehors de ce canal ; mais il ne faut pas croire qu'on ne puisse pas ouvrir le canal sacré. Ne l'ouvre-t-on pas lorsqu'on désarticule le coccyx, puisque ce canal se termine au niveau de l'articulation sacro-coccygienne ! Et d'ailleurs, cette ouverture faite antiseptiquement entraînerait-elle de graves conséquences ? En terminant son premier mémoire, Kraske conseille dans les circonstances particulièrement difficiles où les adhérences et l'extension du cancer seraient considérables *d'ouvrir le canal sacré* et de fendre le sacrum à droite. Il eut l'occasion d'appliquer ce précepte dans l'observation III de la 2ᵐᵉ série, sans qu'il ait observé de *complication ultérieure*.

Quant à la section du filum terminale, nous ne croyons pas nous avancer beaucoup en la considérant comme dénue de graves conséquences.

L'opération préliminaire, la voie d'accès sacrille, en outre, les quatrième, cinquième et sixième nerfs sacrés, mais on remarquera que c'est d'un seul côté.

Telles sont, en résumé, les critiques adressées à la voie sacrée, d'après le procédé de Kraske.

Nous y ajouterons, pour notre part personnelle, que la voie d'accès imaginée par Kraske permet bien de dénuder la face postérieure du rectum tandis que la dissection de la face antérieure, rendue plus délicate par la présence d'une tumeur, est très laborieuse à l'aide de l'opération de Kraske

Au cours de nos recherches personnelles, nous avons pu constater cette infériorité du mode opératoire de Kraske sur tout autre procédé de la méthode périnéale.

La deuxième partie de l'opération de Kraske est moins défendable que la première ; elle a un point faible ; la suture intestinale.

Nous en étudierons les résultats plus loin, avec la question des suites opératoires.

En 1886, Rinne (1), Israël, Schoenborn marchent les premiers sur les traces de Kraske ; mais Bardenheuer modifie l'opération préliminaire.

PROCÉDÉ DE BARDENHEUER (2). — La résection unilatérale de Kraske est déclarée insuffisante par Bardenheuer qui se donne plus de jour en arrière en coupant transversalement le sacrum au-dessous du troisième trou sacré. Grâce à cette large brèche créée par cette résection bilatérale, les manœuvres sur les organes sous-jacents seront singulièrement facilitées. En outre, cette section permet de pincer et de lier plus aisément les vaisseaux ouverts.

Dans l'exérèse de la tumeur, Bardenheuer n'est pas d'avis d'ouvrir le péritoine : il prétend réussir à décoller la séreuse assez haut pour rendre même l'S iliaque extra-péritonéal. Il pratiqua une fois ce décollement, mais les tractions violentes qu'il avait exercées sur le bout supérieur de l'intestin eurent pour effet d'arracher l'artère mésentérique inférieure à sa naissance sur l'aorte.

Les autres temps de l'opération ne sont pas modifiés, sinon que Bardenheuer ne conseille pas de fermer la brèche péritonéale à la fin de l'opération.

(1) Rinne. *Centralblatt für chirurgie*, 1886.

(2) Bardenheuer. Die resection des mastarm Carcinom, *Volkmann's Samburg Klin. Vorträge*, 1887.

On peut reprocher à Bardenheuer d'avoir, dans sa section osseuse, sacrifié *des deux côtés* la quatrième paire sacrée et la *branche antérieure du troisième nerf sacré*, ainsi qu'il ressort des dissections après avoir pratiqué son procédé sur le cadavre. On prévoit les conséquences de ces sections nerveuses au point de vue de la fonction sphinctérienne. Que signifiera, dans ce cas, la conservation des fibres musculaires des constricteurs si leurs nerfs n'ont pas été ménagés?

PROCÉDÉ DE HOCHENEGG (1). — Hochenegg est celui qui a le mieux fixé le manuel opératoire de la voie sacrée, apportant au procédé primitif de Kraske des perfectionnements notables.

Kraske couchait ses malades sur le côté droit, au début de l'opération; c'est sur le côté gauche que Hochenegg fait maintenir ses malades pendant toute l'opération, pour accentuer par le poids de la tumeur la tendance du rectum à se porter à gauche, et faciliter ainsi l'opération.

Une incision curviligne commençant à la partie moyenne de l'articulation sacro-iliaque, gagne la ligne médiane en s'arrondissant, coupe obliquement celle-ci, se dirigeant ensuite vers le bord droit du coccyx qu'elle dépasse d'une étendue variable.

La section du sacrum est faite suivant une ligne courbe qui *passe au-dessous du troisième trou sacré gauche*, croise la ligne médiane et *va aboutir du côté droit* au sommet du sacrum. Plus étendue que la résection de Kraske, celle de Hochenegg donne beaucoup de jour, sans intéresser, comme celle de Bardenheuer, le quatrième nerf sacré du côté droit.

La voie d'accès ainsi pratiquée, Hochenegg isole le rec-

(1) Hochenegg. *Wiener Klin. Woch.*, p. 254, 272, 300 et suiv.

tum et libère dans le cancer du rectum le segment à retrancher. Dans ce but, il pratique une section de l'intestin transversalement au-dessous et à 1 centimètre de la portion malade; puis isolant celle-ci latéralement, il cherche à abaisser la portion d'intestin qu'il tient ainsi en main. La section des artères hémorrhoïdales, entre deux ligatures, permettra d'abaisser le rectum. Au-dessus de la tumeur, on fait la même section qu'au-dessous et on enlève finalement le segment carcinomateux.

L'exérèse achevée, Hochenegg pratiqua d'abord la suture circulaire complète; mais les insuccès lui firent bientôt diriger ses recherches vers un autre mode de synthèse. Il se contenta d'abord de suturer la partie antérieure de l'intestin, la partie postérieure restait libre et formait un anus sacré.

La technique à laquelle il s'arrêta consiste dans l'invagination du bout supérieur dans l'inférieur; Dans ce bout inférieur, laissé intact par l'opération, on invagine, en effet, le bout supérieur et on le fait descendre jusqu'à l'anus pour le fixer à la peau de la région; après quoi un pansement aseptique est placé et le malade rapporté dans son lit. On attend ainsi quelques jours, le temps nécessaire à la séreuse pour se refermer; à ce moment, on coupe les sutures de la région anale à laquelle le bout supérieur était fixé, et celui-ci remonte progressivement dans une cavité isolée de la séreuse.

Kraske adopta immédiatement ce mode de suture et il déclare lui devoir d'heureux résultats.

Il nous semble que pour exécuter cette suture les tractions exercées sur le bout supérieur pour l'amener à l'anus compromettront la vitalité de cet intestin.

Lauenstein (1), Kirchoff (2), Berns (3), Koch et Wein-

(1) Lauenstein. In der dem. Vortrage, prof. Schede's folgenden Discussion.
(2) Kirchoff. Aus prof. Schöborns Klin. Centralblatt f. chir.
(3) Berns et Koch. Centralblatt für chir.

lechner (1) publient en 1888 le résultat de leurs observations.

En 1889, Rose (2) propose une autre modification de la résection.

PROCÉDÉ DE ROSE. — Le malade étant couché dans le décubitus latéral gauche, on fait une incision qui, partant de l'épine iliaque postéro-inférieure, se porte en dedans et en bas, gagne et dépasse la ligne médiane de deux travers de doigt, et, se recourbant de nouveau, arrive dans la rainure interfessière jusqu'à l'anus. La face postérieure du sacrum est libérée des parties molles; les bords du sacrum et du coccyx sont mis à nu par la désinsertion des ligaments sacro-sciatiques. La face antérieure du sacrum est libérée et on *sectionne l'os transversalement au-dessus du troisième trou sacré.* Cette section est faite à la pince coupante qui a, d'après l'auteur, l'avantage de faire l'hémostase et d'aplatir les parois du canal sacré, ce qui le préserve de l'infection.

Ce procédé de résection dépasse en hardiesse les imitateurs de Kraske.

Les résections de Kraske et de Rose sont les termes extrêmes de la voie sacrée. Au surplus, cette dernière pourrait servir de type de préparation des organes pelviens, dans un amphithéâtre, elle est trop exagérée pour être conseillée sur le vivant.

Quel doit être, en effet, le sort des opérés de Rose ? Les statistiques affirment qu'ils se trouvent bien de ce procédé, car ils n'éprouvent pas « dans la majorité des cas de troubles fonctionnels sérieux et durables. » Rose ne va pas jusqu'à nier la présence de mauvais résultats, il avoue que, dans la *majorité des cas,* il y a des troubles fonctionnels,

(1) Weinlechner. Aerztliches Bericht der K. Kallgemeinen Krankenb, 1888.
(2) Correspondenz blatt für schweizer Aerzte, 1889.

5

mais il les traite d'*insignifiants* et de *peu de durée*. Nous sommes ici partisan du scepticisme de Desprès sur la sincérité des observations étrangères, et l'on peut se défier des assertions du chirurgien allemand.

Peut-on, en effet, croire à l'innocuité d'une opération qui coupe indistinctement les nerfs sacrés ? Les branches vésicales, les nerfs du releveur et des sphincters détruits, c'est la paralysie viscérale que l'on produit ; mais Rose semble attacher plus d'importance à l'oblitération du canal sacré par la pince coupante.

Rose n'a pas trouvé pour son procédé de nombreux adeptes ; nous le croyons encore fort éloigné d'entrer dans la pratique courante.

Continuant l'exposé des procédés de résections définitives du sacrum, nous sommes obligés de mentionner SCHEDE en 1887, qui pratique la résection par le procédé de Kraske. Les modifications qu'introduit Schede portent non sur la voie d'accès, mais sur deux points de l'extirpation, savoir :

1° Il ne fend pas le rectum en arrière, entre le sphincter et la masse cancéreuse ; 2° Si le péritoine a été ouvert, il le referme au catgut.

Sur le premier point, on donnera raison à Schede, car après avoir incisé cette paroi pour mieux voir les limites du mal, il faut la restaurer, et cette complication opératoire est une perte de temps et, de plus, augmente les chances de désunion.

Enfin Schede suture, comme Kraske, sur toute leur circonférence les deux bouts intestinaux, mais il assure le succès de cette suture par l'établissement d'un anus iliaque préliminaire, dont il revendique à tort la priorité (1).

(1) C'est, en effet, à M. Pollosson (de Lyon), comme nous le dirons plus loin, que revient cette idée.

Peu importante est également la modification que M. Eug. Bœckel (1) apporte au procédé de Hochenegg; elle porte sur la position du malade, qui est placé dans le décubitus latéral droit.

M. Bœckel publie à cette époque les six opérations qu'il avait pratiquées par la voie sacrée.

En France, M. Routier (2) se déclare partisan de la méthode typique de Kraske ; il est bientôt suivi dans cette voie par MM. Pozzi (4 août 1889), Schwartz, Richelot, Gérard-Marchant et Quénu à Paris et par MM. Doyen, Dudon, Moutaz et Demons en province; les thèses de MM. Aubert (Paris 1889), Mozès (1892), Tornu (Bordeaux 1893) marquent cette période d'enthousiasme.

La résection définitive du sacrum n'est plus modifiée par les auteurs suivants, qui s'attachent surtout au point faible de l'opération du cancer du rectum : la suture des deux bouts intestinaux. C'est ce qu'ont essayé de faire MM. Moulonguet (d'Amiens) (3) ; Perron (de Bordeaux) (4) et Villar (de Bordeaux) (5).

PROCÉDÉ DE M. MOULONGUET (d'Amiens). — Une fois que, suivant le procédé typique de Kraske, l'auteur a pratiqué les deux premiers temps de l'opération, il attire alors le bout supérieur de l'intestin et l'invagine de haut en bas dans l'orifice sphinctérien. « Cet abaissement est facile, car au cours de la dissection, il a fallu désinsérer le péritoine pour dépasser le cancer.

« L'introduction du bout intestinal dans l'orifice sphinctérien est plus délicate, car le sphincter a perdu toute sa tonicité; de plus, il faut prendre la précaution de laisser à l'intestin sa situation normale, de ne pas le tordre sur lui-

(1) Eug. Bœckel. Bull. méd. déc. 1880.
(2) Routier. Rev. de chir. 1889.
(3) Moulonguet. Soc. Méd. d'Amiens, 2 juillet 1890.
(4) Perron. Gazette hebdomadaire des Sc. Méd., 1890.
(5) In thèse de M. Laborderie. Bordeaux, 1891.

même. Il faut alors suturer le bout intestinal au pourtour avivé de l'anus. »

En somme cette manière d'agir nous ramène aux anciens procédés d'extirpation du rectum, alors qu'il n'était pas question de conserver le bout inférieur et de faire une suture intestinale.

M. Moulonguet n'ayant pratiqué cette suture qu'une seule fois, et le malade étant mort quelques heures après l'opération, d'une complication d'ailleurs étrangère à celle-ci, on ne peut juger les résultats obtenus.

M. Morestin a pensé que la chirurgie expérimentale pourrait lui permettre de porter un jugement.

Il a exécuté le procédé sur cinq chiens de forte taille qui avaient été préparés par deux ou trois purgations et plusieurs irrigations rectales.

« Dans un cas, il a obtenu la réunion complète et totale, avec *intégrité des fonctions de l'anus*. Dans un autre, certaines sutures anales ont cédé trop vite et la réunion à ce niveau ne s'est effectuée que par seconde intention.

Les trois autres chiens ont subi une résection intestinale étendue de 10 centimètres. Ils ont présenté de la désunion de la suture, du sphacèle par suite des tractions exercées sur l'intestin.

En somme, le procédé de M. Moulonguet est bon *quand on dispose d'un bout supérieur suffisamment long* pour être abaissé au niveau de l'anus, sans quoi les sutures céderont, ou, si elles tiennent, produiront inévitablement le sphacèle de l'extrémité inférieure de l'intestin.

PROCÉDÉ DE M. PERRON (de Bordeaux). — Si M. Moulonguet supprime le bout inférieur, M. Perron propose de le conserver et de l'invaginer au dehors. Le bout inférieur, retourné ainsi en doigt de gant, présente une face muqueuse externe, une face celluleuse interne. Abaissant alors le bout supérieur, on le fait sortir par l'anus et on fait la suture des surfaces correspondantes. Puis on réduit avec précaution ce prolapsus et l'on protège la suture par un pansement intra-rectal.

Ce procédé, qui s'éloigne du précédent, est bien plutôt une modification de celui de Kraske (suture circulaire) qu'un procédé original.

Il exige, d'autre part, que le bout inférieur soit assez considérable, pour pouvoir être retourné à l'extérieur, condition difficile à réaliser si l'on est obligé de le comprendre dans l'exérèse de la tumeur.

PROCÉDÉ DE M. VILLAR (de Bordeaux). — Ce chirurgien a eu surtout en vue d'exécuter une suture qui n'exposerait pas au rétrécissement cicatriciel si fréquent à la suite de l'extirpation par la voie sacrée.

Pour cela, après avoir enlevé la tumeur rectale, on pratique sur chaque bout intestinal une incision médiane postérieure, longue de deux ou trois centimètres. Cette incision détermine deux lambeaux latéraux sur chaque segment intestinal ; on émousse les angles de ces lambeaux, puis la muqueuse est abrasée sur une hauteur de un centimètre sur tout le pourtour des bouts supérieur et inférieur.

On les rapproche ensuite et on les fixe par des sutures. Celles-ci sont disposées sur deux plans, l'un au bord de la muqueuse, l'autre au bord de la musculeuse.

Cette suture agrandit le diamètre de l'intestin et lutte, par conséquent, contre le rétrécissement consécutif qui, s'il se produit, sera toujours moindre que par les anciens procédés et n'aura pour effet que de ramener le rectum à ses dimensions normales.

On a accusé ce procédé d'être long et difficile.

Difficile, il est loin de l'être, puisqu'il suffit de deux

coups de ciseaux et de quelques points de suture. La durée n'est pas très sensible, et elle est toujours moindre qu'avec les procédés précédemment décrits.

La couture résultant de la jonction des deux cylindres intestinaux détermine une sorte de dilatation ampullaire à la partie antérieure. Cette ampoule ne gênera-t-elle pas les fonctions du rectum ?

« Nous ne le croyons pas, répond M. Labordère (1), parce que :

« 1° Cette dilatation, tout en empêchant la diminution de calibre de l'intestin, n'est pas capable de créer un véritable diverticulum, pouvant permettre la stagnation des matières fécales ;

« 2° Le travail de cicatrisation ultérieure diminuera dans une certaine mesure l'étendue de cette dilatation, et, à n'en pas douter, le calibre du rectum, après un certain temps, sera revenu à l'état normal. »

La chirurgie expérimentale a prouvé à M. Morestin qu'on pouvait observer un « *rétrécissement cicatriciel assez sérieux.* »

On note également des accidents septiques, ce que l'on comptait peut-être éviter par ce procédé.

Enfin le procédé est-il *nouveau* et *toujours applicable*, deux questions auxquelles nous tâcherons de répondre.

M. Villar est le premier à reconnaître qu'il s'est inspiré des travaux de M. Chaput (2) sur l'entérorraphie dans le traitement de l'anus contre nature. Mais M. Chaput n'avait eu en vue que l'intestin grêle, et son mode opératoire demandait une adaptation spéciale au rectum. Le procédé de M. Chaput, en effet, consiste dans l'accolement de deux portions parallèles de l'intestin, pourvues toutes deux du

(1) Labordère. Th. de Bordeaux, 1891.
(2) Chaput. *Congrès de chirurgie*, 1889, et thèse de Philippe, Paris, 1890.

revêtement péritonéal; sur le rectum, le procédé de M. Villar réunit deux cylindres bout à bout.

Enfin la suture préconisée par M. Villar n'a été jusqu'ici tentée que sur le cadavre; c'est pourquoi on doit l'accueillir avec une certaine réserve. Pour l'exécuter, il est de toute nécessité de disposer de 3 centimètres pour le bout supérieur et de 3 centimètres également pour le bout inférieur. En sera-t-il ainsi sur le vivant où les exigences d'une large exérèse auront considérablement réduit la longueur des segments intestinaux. Si le bout supérieur est trop court, la libération de tout le pourtour de la tumeur facilite l'abaissement de ce bout supérieur; ne doit-on pas redouter de trop libérer, de peur de sectionner quelque vaisseau important, et de compromettre la vitalité de l'intestin, la vie même du malade?

Néanmoins ce procédé peut donner de bons résultats, car il a l'avantage de respecter la zone sphinctérienne et de lutter contre la formation du rétrécissement.

GERSUNY (1) ne fait pas de restauration intestinale; il pratique une boutonnière sur la fesse et fait passer le bout supérieur de l'intestin par cette ouverture; après quoi, il tord sur lui-même l'intestin et le fixe à la peau de la fesse. Cette torsion est destinée à remplacer la zone sphinctérienne. Ce mode opératoire brutal avait réussi à l'auteur pour l'urèthre dans le cas d'incontinence d'urine. Mais le rectum n'est pas identique au canal de l'urèthre, il tendra toujours à se rétracter dans la profondeur, puis la boutonnière musculaire du grand fessier à travers laquelle passe l'intestin ne saurait remplacer un sphincter, car la disposition des fibres musculaires est diamétralement opposée.

(1) Gersuny. *Centralblatt für chirurgie*, 1893.

Résections temporaires

Certains auteurs ont tenté de *reséquer temporairement* le coccyx et le sacrum et de replacer, après l'opération, le lambeau osseux dans sa situation primitive.

HEINECKE (1) est le premier à proposer la résection temporaire du sacrum, pour respecter la solidité du plancher pelvien.

Le coccyx devra être fendu sur la ligne médiane, le sacrum coupé obliquement et le fragment de sacrum, ainsi que la moitié gauche du coccyx constituant un lambeau osseux sont *réclinés* latéralement. L'exérèse de la tumeur se fait sans rien changer au procédé de Kraske; après quoi Heinecke attire le bout supérieur dans la plaie pour le suturer à la peau, et faire ainsi un anus sacré, tandis que le bout inférieur est fendu jusqu'à l'anus sur la ligne médiane postérieure.

La fermeture du péritoine est superflue pour Heinecke, car la coudure imprimée à l'intestin par la fixation de celui-ci à la peau de la région sacrée suffit à accoler les feuillets de la séreuse et à préserver celle-ci de toute infection.

Heinecke avait reconnu que la voie sacrée devait remplir deux indications : conserver le plancher pelvien et ménager l'appareil constricteur. Comment expliquer alors cette section longitudinale du bout inférieur, qui peut compromettre la fonction sphinctérienne qu'on veut ménager ?

Cette section postérieure du bout inférieur a l'inconvénient de nécessiter une autre séance opératoire pour restaurer ce segment et l'aboucher au bout supérieur.

L'opération autoplastique ne serait pas à la rigueur un grand inconvénient du procédé, mais ce qu'on ne saisit pas

(1) Heinecke. *Munch. Med. Woch.*, 1886, n° 26, et *Centralblatt für chir.*,1888, n° 52.

bien, en effet, c'est la nécessité de cette section du bout inférieur, car les résultats obtenus par Heinecke ne justifient
pas l'utilité de cette complication opératoire.

Procédé de Lœvy (1). — La résection temporaire est de
nouveau défendue par Lœvy qui en démontre surtout les
conséquences éloignées. Pour que les fonctions de l'anus
soient conservées, reprenant les idées de Heinecke, il faut,
d'après Lœvy, que l'opération préliminaire respecte l'intégrité du plancher pelvien.

Là-dessus Lœvy trace le manuel opératoire suivant :

Une première incision est tracée transversalement de dix
centimètres de longueur, de telle sorte que le milieu de
cette incision réponde au sommet de la corne coccygienne
que l'on peut sentir nettement à travers la peau. Des deux
extrémités de cette ligne se détachent à angle obtus deux
incisions latérales, dirigées en bas et en dehors pour aboutir à environ cinq centimètres de la tubérosité de l'ischion.

La peau et l'aponévrose superficielle sont seulement in-
téressées dans cette incision. On va ensuite à la recherche
du quatrième trou sacré postérieur du côté gauche au
droit successivement ; ce qui se fait facilement « en pi-
quant légèrement la face postérieure du sacrum avec une
aiguille ou la pointe du bistouri. »

Nous avons montré, au chapitre d'anatomie, qu'on pouvait plus exactement fixer la place des trous sacrés sur les
téguments.

On incise ensuite les parties molles qui couvrent la face
postérieure du sacrum.

« Sur les parties latérales, on sépare les fibres du grand
fessier, et l'on met à nu le grand ligament sacro-sciatique.
Ce ligament est incisé sur la sonde cannelée, sur le prolongement de l'incision tracée sur le sacrum. Cela fait, des deux

(1) Lœvy. *Centralblatt für chirurgie*, 1880, et Thèse Baron, Berlin, 1880.

côtés, on peut alors facilement détacher les parties molles de la face antérieure du sacrum. Celui-ci est scié transversalement avec la scie à chaîne. »

Tirant alors fortement vers l'anus le fragment osseux qu'on vient de déterminer, la brèche est ouverte pour permettre d'aborder le deuxième temps de l'opération.

L'abaissement du lambeau osseux peut être gêné par la résistance des ligaments ; on est autorisé, dans ce cas, à pratiquer de petites incisions sur ces ligaments ainsi que sur le muscle ischio-coccygien. Si l'exérèse de la tumeur exige un jour plus considérable, il faudra réséquer un peu du fragment supérieur ; on pourra aussi du milieu de l'incision cutanée en forme d'arc faire tomber sur l'anus une incision verticale ; une section médiane du fragment osseux devrait compléter cette incision cutanée.

L'opération terminée, le lambeau osseux est réappliqué. Lœvy, sur l'avis de Schlange pense qu'avec l'antisepsie, il n'y a pas à craindre la nécrose du segment osseux qui ne serait pas immédiatement réappliqué ; aussi l'auteur conseille-t-il d'attendre quelques jours avant de restaurer le sacrum.

Lœvy a donné, pour défendre son procédé, des arguments qu'il faut examiner.

Le plancher pelvien représenterait, pour lui, « un cône dont la base répondrait au pourtour osseux du bassin. »

Ce cône est musculaire, car il est formé par le muscle releveur de l'anus. Or, la portion sous-péritonéale du rectum étant au centre de ce cône, il faudra « perforer la paroi du cône pour aborder le rectum. » Les chirurgiens précédents avaient tous opéré ainsi, ce qui avait détruit le releveur postérieur et même les nerfs de ce muscle. De là le doute qu'émet Lœvy au sujet du bon fonctionnement de l'appareil constricteur chez les opérés de Kraske et de Bardenheuer. Les résultats que donnent ces auteurs sont suspects, car ils n'ont considéré l'état du malade « qu'au moment de la sortie de l'hôpital ou peu de temps après. »

Respecter ce cône musculaire pelvien doit être l'objectif de l'opérateur qui veut conserver à son opéré la fonction physiologique de son rectum. Lœvy avait donc observé que les sphincters n'étaient pas les seuls agents de cette fonction, le releveur y avait une part également importante.

L'auteur réalisa cette condition en faisant porter sa section du sacrum au-dessus du bord supérieur de ce muscle.

Mais respecter les insertions d'un muscle serait peu de chose, si on sectionnait ses nerfs moteurs, le nerf du releveur et le quatrième nerf sacré. Aussi faudra-t-il se garder de sectionner l'os au-dessus du quatrième trou sacré par lequel émerge l'organe à ménager.

Nous concédons à Lœvy que ménager les nerfs moteurs est un point capital dans la conservation de la fonction musculaire ; mais celle-ci ne serait pas complètement abolie par la section de ses insertions postérieures. Le muscle peut, en effet, retrouver d'autres insertions, et cela d'autant plus facilement qu'il aura été sectionné plus près de ses attaches. On ne peut, en effet, comparer la section définitive sacro-coccygienne à une simple section du cône musculaire pelvien. Cela équivaut à une section bilatérale : on supprime complètement le point d'attache des releveurs. Mais, il se forme, ainsi que Goldmann l'a démontré, une bande cicatricielle postérieure qui servira de point d'attache solide.

Les échecs naîtront des accidents qui apparaîtront au cours de la formation de cette bande cicatricielle. Si la suppuration intervient, la production de la cicatrice en sera retardée, et, pendant ce temps, le muscle privé d'une de ses attaches s'atrophiera progressivement.

Ces arguments plaident en faveur de la résection temporaire, ici comme dans les autres régions de l'organisme.

Cependant ces résections temporaires qui sont la véritable opération préliminaire *idéale*, puisqu'elles restituent
l'intégrité des surfaces, peuvent échouer par la nécrose du
segment déplacé. Celui-ci, privé d'une partie de son apport
nutritif, peut pendant le temps qu'il sera maintenu loin du
reste du squelette, subir une certaine mortification. Cependant Schlange, — qui a sur Lœvy l'avantage d'avoir expérimenté sur le vivant le procédé en question, — repousse
l'éventualité de cette complication.

Un reproche plus grave serait celui de l'hémorrhagie
gênante accompagnant la section des ligaments sacro-sciatiques. Ceux-ci sont creusés de loges fibreuses destinées
aux vaisseaux; si les ligaments sont sectionnés, les vaisseaux le sont également et se rétractent dans le canal
fibreux qui les protège; il sera, dès lors, très difficile de
faire une hémostase convenable.

Enfin la pratique du procédé de Lœvy nous a permis de
constater l'espace insuffisant dont nous avons pu disposer.
Ce n'est pas, en effet, une large ouverture, mais plutôt une
fente à travers laquelle on est gêné pour opérer sur les
organes profonds. On est alors obligé de sectionner complètement les ligaments sacro-sciatiques, et le lambeau nous
semble ainsi bien compromis en vue d'une réunion ultérieure.

PROCÉDÉ DE M. ROUX (de Lausanne) (1). — L'incision
cutanée est encore ici modifiée. Partie de l'articulation
sacro-iliaque droite, elle gagne la ligne médiane et se prolonge au-dessous du coccyx jusqu'au voisinage de l'anus
où elle se dévie un peu à droite.

Le sacrum est mis à nu, puis coupé transversalement
au-dessous du troisième trou sacré, section identique à

(1) Roux. *Correspondensblatt für Schweitzer Aerzte*, 1889.

celle de Bardenheuer. Les masses musculaires et ligamenteuses qui s'insèrent au bord droit du sacrum sont désin-
sérées et le fragment osseux est rejeté à gauche. Celui-ci
est fixé par un fil à la fesse opposée; ce fil aurait, d'après
l'auteur, l'avantage de supprimer un aide rétracteur
dont les doigts gêneraient les manœuvres. Dans l'origine,
M. Roux excisait le volet osseux « pour guérir plus vite
ses malades »; mais quoiqu'il n'ait observé « le moindre
inconvénient à l'excision » de l'os dans le résultat définitif, M. Roux, « plus habitué à la technique, conserve le
volet osseux avec une guérison aussi prompte. »

PROCÉDÉ DE M. JEANNEL (1). — M. Jeannel imagina sur
le cadavre un procédé de *résection temporaire* à double
volet. Encouragé par le succès de ses recherches, il appliqua sur le vivant le manuel opératoire suivant :

On pratique deux incisions transversales, l'une supérieure
d'un bord sacré à l'autre, aussi haut que possible, au niveau du fond de l'échancrure sciatique ou au moins en
face des troisièmes trous sacrés; l'inférieure, parallèle à la
première, allant d'une corne sacrée à l'autre.

On réunit les deux incisions par une troisième pratiquée
sur la ligne médiane, le long de la crête sacrée.

« Dénudant ensuite avec prudence les bords sacrés, de
façon à pouvoir glisser sous le sacrum une sonde cannelée
protectrice qui cheminera sans encombre, si on a le soin
d'en amorcer la voie avec la rugine courbe ou avec le doigt
et si enfin on maintient la pointe de la sonde recourbée
contre l'os.

« Avec la gouge et le maillet, faites l'ostéotomie transversale du sacrum, entre le deuxième et le troisième trou sacré.

« Enfin avec une scie ou bien la gouge et le maillet, sur
la ligne médiane, sectionnez le sacrum jusqu'à l'articula-

_____

(1) *Gaz. hebd. de méd. et de chir.* 1890 et *Midi médical*, 1892.

tion sacro-coccygiene que vous trancherez d'un coup de
ciseaux.

« Les deux lambeaux ostéo-cutanés sont relevés et
maintenus en dehors.

« La cavité pelvienne est ainsi largement ouverte sans
qu'aucun ligament sacro-iliaque ou ischiatique, ni aucun
muscle pelvitrochantérien, ni aucun vaisseau ou nerf ait pu
être blessé. »

On a ainsi un large foyer opératoire, bien éclairé et d'où
la tumeur s'extériorise spontanément « déféquée véritablement par le malade. »

Ici s'arrête l'originalité de l'opération, car le deuxième
temps, l'extirpation, se fait suivant le procédé typique de
Kraske avec suture circulaire complète.

A la fin, on réapplique les volets osseux qu'on suture
au crin de Florence ou au fil métallique et les lèvres de
l'incision sont totalement réunies.

M. Jeannel a eu la preuve matérielle de l'innocuité de la
résection à double volet, dans l'examen de la pièce qui
servit à son essai cadavérique. Notre camarade le Dr Gally,
alors prosecteur à la Faculté, a pu constater qu'aucun
organe n'avait été atteint.

Les chirurgiens anglais sont réfractaires à la voie sacrée.
Cripso et Allingham la repoussent, ne la mentionnant
pas dans leurs ouvrages. Seuls, Edwards (1) et Brown pra-
tiquent l'opération.

PROCÉDÉ DE H. BROWN. — Brown taille un lambeau
carré, à base supérieure et dont le sommet est situé à cinq
centimètres de l'anus.

(1) West. méd. Rep. Chicago, 1889.

Des extrémités de cette ligne répondant au bord libre, partent deux incisions verticales d'une longueur de dix centimètres.

La largeur de ce lambeau est également de dix centim.

Le lambeau disséqué jusqu'à l'os est rabattu en haut tandis que le sacrum sectionné au niveau de la quatrième vertèbre sacrée est, avec le coccyx, rabattu en bas.

Brown sectionne transversalement le rectum juste au-dessous du cancer, puis le viscère étant libéré des parties voisines, est fendu verticalement, afin d'avoir bien sous les yeux toute l'étendue de la tumeur et de pouvoir, dans la section définitive, dépasse largement la tumeur. Brown ne put suturer, — dans l'unique cas où il employa son procédé, — les deux segments intestinaux, et se borna à fixer le bout supérieur dans l'angle supérieur gauche de la plaie. Le volet osseux rabattu en bas fut réappliqué, ainsi que le lambeau de parties molles qui avait été récliné en haut.

Rydigier s'étant surtout attaché à modifier la voie d'accès, l'extirpation ne présente rien de saillant.

Vers la même époque, Rydigier propose une modification.

PROCÉDÉ DE RYDIGIER (1). — L'incision de la peau débute au-dessous de l'épine iliaque postéro-supérieure et descendant obliquement du côté gauche du sacrum, se tenant à un centimètre en dehors du bord de l'os, pour qu'après la résection, il y ait suffisamment de peau pour recouvrir l'os. Quand l'incision a atteint le sommet du coccyx, elle doit rester sur la ligne médiane et aller jusqu'à l'anus.

On coupe ensuite les parties molles jusqu'à l'os, ainsi que les ligaments sacro-sciatiques.

(1) *Centralblatt für chirurgie*, 1893.

A l'aide du ciseau et du maillet, de façon à ménager les nerfs à mesure que l'instrument tranchant les découvrira, on coupe le sacrum suivant un trait passant au-dessous du troisième trou sacré, à peu près à deux travers de doigt au-dessus de l'articulation sacro-coccygienne.

Le lambeau osseux peut être alors récliné à droite.

Rydigler prétend qu'on peut, s'il est nécessaire, sectionner l'os au-dessous du deuxième trou, faire en somme une résection analogue à celle de Rose, avec cette différence qu'elle n'intéresse qu'un seul côté.

L'hémorrhagie serait, d'après l'auteur, moins à craindre qu'avec tout autre procédé, car ici on laisse les parties molles adhérentes à l'os. On a, de plus, un jour suffisant pour aborder tous les organes pelviens ; nous pensons cependant que les nerfs du côté où porte la résection doivent être ménagés autant que possible, au lieu de compter sur ceux du côté opposé ; il est en effet facile de les récliner sans être pour cela gêné dans la manœuvre opératoire.

Le plus récent procédé de résection temporaire est celui que M. MORESTIN expose dans sa remarquable thèse inaugurale (1).

Le sujet est couché sur le dos, les cuisses fléchies sur le ventre et le bassin très élevé, de façon à mettre la région en pleine lumière.

« Reconnaissant la pointe du coccyx, les articulations sacro et médio-coccygienne, les cornes du sacrum, la proéminente sacrée, on incise sur la ligne médiane depuis 1 centimètre en arrière de l'anus jusqu'au delà des cornes sacrées puis de la proéminente. L'incision met à nu le plan fibreux rétro-coccygien, elle sépare les deux lames de l'appareil suspenseur du pli inter-fessier.

---

(1) Morestin. Th. Paris, 1894, p. 209 et suiv.

« Entre l'anus et le coccyx, on coupe en deux moitiés l'attache coccygienne du sphincter externe, puis on sépare l'un de l'autre les deux releveurs. »

Mettant alors à nu la pointe du coccyx, ainsi que la face postérieure de l'os, avec de forts ciseaux, on coupe le coccyx, du sommet vers la base, en deux moitiés égales.

La cinquième sacrée est ensuite coupée à l'ostéotome suivant le même plan médian ; puis « on imprime à l'ostéotome des mouvements de latéralité, et finalement se servant de l'instrument comme d'un levier, on appuie sur une des lèvres de la plaie osseuse pour détacher du reste du sacrum et luxer en dehors l'autre moitié. » Ce mouvement fait céder l'os sans grand effort. On sectionnera à sa base le segment de sacrum qui a servi de point d'appui. Les deux volets ainsi déterminés sont rétractés latéralement.

Une fois la voie préliminaire ouverte, on attire l'intestin dans la plaie et on dissèque la tumeur, « avec lenteur et minutie. » Il faut, dit l'auteur, pour réussir dans cette besogne, arriver à contourner en un point la tumeur, ce qui s'effectuera facilement dans l'angle inférieur de la plaie.

La tumeur étant saisie entre les mors d'une pince à griffes, on a ainsi un solide point d'appui pour continuer la dissection. On ne doit pas hâter l'ouverture du péritoine, mais si elle se produit il n'y a pas lieu de s'en émouvoir, car elle facilitera l'isolement de l'intestin. Le doigt recourbé en crochet pénètrera dans cette ouverture et, soulevant la séreuse, permettra de reconnaître les limites supérieures de la tumeur. « Une fois l'intestin contourné en un point, que ce soit au-dessous du péritoine ou en passant au travers de ce dernier, la dissection devient aisée ; un doigt passant sous la face antérieure du rectum lui donne de la fixité, le tend par une légère traction, pendant que l'index droit le décolle sans violence. Toutes les fois qu'on sent la moin-

6

dre résistance, il faut éponger, reconnaître l'obstacle et ne couper qu'après avoir placé des pinces.

« Il y a deux obstacles principaux à l'abaissement du rectum : le péritoine et l'artère mésentérique inférieure.

« Il vaut quelquefois mieux aller derrière le rectum, chercher profondément la partie supérieure des artères hémorrhoïdales ou même la terminaison de la mésentérique, lier et sectionner ces vaisseaux.

« On réalise ainsi une grande économie de temps, car le néoplasme s'abaisse alors avec une grande facilité et l'hémostase profonde se trouve ainsi du même coup réalisée.

« Quand on prévoit la nécessité d'abaisser le bout supérieur, il faut commencer par la section de la corde mésentérique qui suspend le côlon pelvien et le rectum. »

La dissection du néoplasme est alors continuée avec précaution, explorant au fur et à mesure les régions voisines pour y découvrir des ganglions et les extirper sur-le-champ.

On place ensuite une pince à pression douce au-dessus de la tumeur afin d'empêcher l'issue des matières, et le fond de la plaie étant garni d'éponges aseptiques, on sectionne de deux coups de ciseaux le segment épithéliomateux.

Pour suturer les deux bouts de l'intestin, M. Morestin a essayé une modification qui paraît lui avoir donné des résultats encourageants.

« Le bout supérieur est attiré dans la plaie, sa muqueuse saisie, détachée de la musculeuse, sur une hauteur de 12 millimètres et coupée circulairement à ce niveau.

« La musculeuse persiste, formant comme une manchette au-dessous de la muqueuse.

« Pour le bout inférieur, on fait une préparation inverse,

c'est-à-dire que l'on détruira la musculeuse sur une certaine étendue en ménageant la muqueuse.

« Il faut enlever moins de musculeuse au bout inférieur qu'on n'a supprimé de muqueuse au bout supérieur. »

Il reste à *emboîter*, pour ainsi dire, les deux bouts intestinaux ainsi préparés. On retroussera la manchette formée par la musculeuse du bout supérieur et on suturera circulairement les deux bouts par un surjet ou des points séparés, en arrêtant le fil tous les deux points.

Quand la suture muco-muqueuse est ainsi effectuée, on rabat la manchette musculeuse et on fait un nouveau surjet réunissant les bords des tuniques musculeuses supérieure et inférieure. Cette suture ne doit intéresser que la tranche de section des tuniques musculeuses.

Enfin on pratique de même la suture des tuniques externes.

« Multiplier les points de suture est une condition de succès », recommande l'auteur ; c'est pourquoi il a placé à des hauteurs différentes les diverses tuniques rectales.

Si l'on peut se dispenser de drainer le péritoine, il n'y faudra pas manquer, car l'enveloppement de l'intestin par le péritoine pelvien est un soutien pour l'organe. Enfin on placera des lanières de gaze iodoformée « dont on sait être bien sûr » tout autour du rectum, pour protéger encore la suture et la préserver des suintements septiques qui seront, par les mèches de gaze déversés au dehors.

Cette suture a non seulement réussi sur le cadavre, mais huit fois sur dix chez le chien.

L'auteur ne nous dit pas si les chiens opérés ainsi n'ont pas eu plus tard, dans un temps très variable, un *rétrécissement cicatriciel* au niveau de la suture.

Son procédé, en effet, en multipliant les plans de suture, multiplie du même coup les zones cicatricielles. Or celles-ci, suivant les divers plans, seront étagées et la cicatrice sera représentée par trois lignes ; nous aboutirons alors à un rétrécissement d'autant plus considérable qu'il sera constitué par une virole d'une étendue de 10 à 15 millimètres en moyenne.

La modification la plus récente de la voie sacrée est due à M. Aug. Reverdin (de Genève).

PROCÉDÉ DE M. AUG. REVERDIN (1). — Ce procédé comprend deux temps. Le premier consiste dans la création d'un anus iliaque dont on oblitère le bout inférieur, le bout supérieur attiré hors de la plaie étant suturé à celle-ci par un double plan de sutures.

Dans une seconde opération, on enlèvera le haut de l'intestin exubérant et on traitera le bout inférieur par la suture soignée de l'orifice supérieur ; ceci fait, on ferme la plaie abdominale. Le rectum ainsi transformé en une poche close est enlevé par un Kraske.

M. Reverdin n'a eu qu'à se louer de ce procédé. Cette méthode n'appartient pas à la catégorie des résections, comme l'entendait Kraske, en conservant l'appareil sphinctérien ; ici tout le rectum est enlevé, c'est une véritable amputation.

Périodes pré et post-opératoires

Tous les opérateurs qui ont succédé à Kraske ont pensé qu'une intervention sur le rectum devait être précédée et suivie de soins particuliers auxquels on a attaché une grande importance ; c'est pourquoi nous croyons devoir décrire les périodes pré et post-opératoires dans un même paragraphe, car elles sont communes, sauf quelques exceptions, à tous les procédés qui viennent d'être décrits. En outre, certains chirurgiens n'ayant porté de modifications que sur la période pré et post-opératoire, sans rien changer au

(1) Soc. de chir., 2 juin 1897.

reste de l'opération, il devenait bien difficile de les décrire ailleurs que dans ce paragraphe d'ensemble.

a). PÉRIODE PRÉ-OPÉRATOIRE

L'intestin que l'on va opérer est un foyer éminemment septique ; d'autre part, le malade est faible, anémié par de longues souffrances, dans de mauvaises conditions, en général pour supporter l'opération. C'est à diminuer la septicité de l'intestin, dans la mesure du possible, à relever également l'état général du sujet que doivent tendre tous les efforts.

L'antisepsie du tube digestif est une condition indispensable de succès. Peut-elle être réalisée, et dans quelle mesure l'est-elle, c'est ce qu'il est tout d'abord permis de se demander.

L'antiseptie et l'asepsie absolues sont impossibles à réaliser dans ce milieu, aussi faut-il se contenter des soins pratiquables.

Kraske et ses imitateurs immédiats n'avaient pas soupçonné l'importance du traitement pré-opératoire. Hochenegg est le premier qui en ait donné une idée, à propos de l'opération sacrée.

Les travaux spéciaux de M. Mazet, de Schwartz (1), Terrier, Baudoin (2) ont achevé, en ces derniers temps, d'élucider la question.

Hochenegg estime qu'un traitement de dix à quinze jours est nécessaire et que le malade doit être soumis, pendant ce temps, aux purgations *répétées* et au régime lacté exclusif.

M. ROUTIER (3) déclare que la préparation du malade est capitale ; aussi le soumet-il à de nombreuses purgations et

(1) Schwartz, Traité d'antisepsie et d'asepsie.
(2) Baudoin. *Progrès médical*, 1890.
(3) *Rev. de chir.* 1880.

au régime lacté pendant dix jours. En même temps, le malade prend trois grammes de naphtol, trois fois par jour : l'intestin est irrigué avec de l'eau naphtolée, d'autant plus fréquemment qu'on approche du jour de l'opération.

M. Terrier (1) se montre encore plus rigoureux : la désinfection intestinale comprendrait d'après lui trois parties :

   1° Désinfection anale ;
   2° Désinfection rectale.
   3° Désinfection du tube digestif.

1° Des bains de siège antiseptiques fréquents assureront la désinfection anale.

2° C'est par des irrigations rectales répétées — avec une solution de sublimé au deux millième au début, la solution boriquée ordinaire ensuite, en ayant soin de nettoyer au-dessus de la portion rétrécie — que l'on aura raison de la septicité rectale.

3° On aura suffisamment diminué la teneur en microbes du tube digestif par les purgatifs salins. Deux purgatifs salins seront donnés au début à trois jours d'intervalle, puis un ou deux purgatifs doux, deux à trois grammes de naphtol et le régime lacté absolu dix jours avant l'opération.

Le sublimé conseillé par M. Terrier est d'un emploi toujours délicat, car il faut tenir compte de la susceptibilité propre des malades vis-à-vis de cette substance ; des injections d'eau naphtolée ou salicylée seraient d'un maniement moins dangereux. Nous les avons pratiquées sur un de nos animaux avant l'opération ; nous nous en sommes bien trouvés.

Enfin le régime auquel on soumet le malade, commandé,

(1) Terrier. In M. Baudoin, *Progrès médical*, 1890, p. 167-170.

il est vrai, par les exigences de l'antisepsie intestinale, n'est pas de nature à relever son état général qui est, dans la majorité des cas, des plus précaires. L'état dans lequel les malades viennent réclamer une opération, est un état de dénutrition, d'affaiblissement voisin de la cachexie. On les aidera difficilement à supporter les purgations répétées et surtout l'acte opératoire en les soumettant au régime débilitant du lait et du naphtol !

Des vins généreux, l'alcool, les potions stimulantes, le régime, en un mot, qu'on donne aux malades qui subissent de longues suppurations, le régime des *infectés*, tout cela fera bien mieux l'affaire des malades atteints du cancer du rectum.

On pourra faire l'antisepsie rectale et anale — l'antisepsie intestinale générale pouvant être éliminée — aussi rigoureusement qu'on le pourra, mais un régime reconstituant de toute sorte nous paraît nécessaire, car il est prouvé que la meilleure arme dont on dispose contre l'installation de la cachexie, c'est la suralimentation.

De l'anus iliaque préliminaire. — Une question se pose enfin : le chirurgien peut-il prendre tout son temps pour désinfecter l'intestin ?

Le malade arrive ordinairement dans un tel état de faiblesse d'abord qu'il ne faut guère retarder une intervention.

D'autre part, si les accidents d'obstruction intestinale due au rétrécissement cancéreux sont à ce point menaçants qu'on assume une lourde responsabilité en s'attardant quelques jours, quelques heures à des précautions antiseptiques, secondaires dans le cas actuel; le chirurgien doit débarrasser le malade de la stercorhémie imminente, par l'établissement d'un anus iliaque. Les premiers accidents passés, on pourra examiner la tumeur tout à son aise et faire une antisepsie intestinale aussi complète que possible.

L'anus artificiel ainsi établi sera même un excellent moyen de désinfection, les matières étant éloignées du segment inférieur qu'on aura la ressource de faire traverser, grâce à l'anus artificiel, par de puissants antiseptiques.

C'est là, en effet, le seul moyen de nettoyer la portion ampullaire, située au-dessus du point rétréci lorsque les canules n'ont pu franchir ce dernier.

Enfin, un autre avantage de l'anus iliaque préliminaire est de juger de l'opérabilité de la tumeur; M. Schwartz, dans un cas, jugea celle-ci au-dessus des ressources de l'art et fit un anus iliaque définitif.

Le manuel opératoire de cette intervention préliminaire ne soulève plus guère aujourd'hui la question de siège (colotomie lombaire ou iliaque), mais surtout celle de l'établissement en un ou deux temps.

Il n'est pas de notre sujet de discuter à fond la première de ces questions. La majorité des opérateurs a tranché la question en faveur de l'anus iliaque, aussi accepterons-nous les idées actuelles à cet égard.

L'anus doit-il être établi en un ou deux temps? Trancher définitivement la question nous semble, dans le cas particulier, chose délicate; on est souvent sollicité d'agir vite quand le malade est en proie à l'obstruction intestinale. Nous pensons qu'on nous accordera qu'en présence de ce danger imminent, il y a lieu de ne pas attendre que des adhérences péritonéales aient isolé l'intestin hernié de la cavité séreuse; sous le couvert d'une antisepsie rigoureuse, on peut ouvrir l'abdomen, attirer l'intestin au dehors puis après l'avoir fixé à la paroi par des sutures appropriées, ouvrir la cavité, séance tenante. Le malade évacuera le contenu de son intestin et les symptômes graves s'amenderont.

Il s'en faut cependant que tous les cas se présentent

d'une façon si particulièrement pressante. Le rétrécissement cancéreux n'est ordinairement pas infranchissable
aux matières et l'on n'a pas alors, en quelque sorte, la
main forcée. On pourra alors disposer du temps nécessaire au bon établissement d'un anus de sûreté. La pratique « en un temps » n'est pas exempte de dangers et
l'on a vu des cas de péritonite mortelle due à la contami-
nation de la séreuse par des matières fécales qui· avaient
passé entre les mailles de la suture.

Aussi nous arrêterons-nous à la description des pre-
cédés opératoires de l'anus iliaque en deux temps.

Ces considérations nous conduisent à envisager l'anus
artificiel comme une précaution antiseptique pré-opératoire. C'est même une obligation, de l'avis de certains auteurs.

M. Pollosson (1) a été le premier, bien avant la méthode
par la voie sacrée, à préconiser cette dérivation des matières. Il pensait avec raison qu'on pouvait ainsi transfor-
mer une tumeur intestinale, en une tumeur du petit bassin,
qu'on aborderait avec une antisepsie parfaite.

Cette conception n'avait pas été mise en pratique par
l'auteur lui-même au moment où elle fut développée dans
la thèse de M. Laguaite (1884) (2).

Duranti (3) en 1885 utilisa cette idée dans un cas d'extirpation de rectum cancéreux.

Kœnig (4) n'eut qu'à se louer d'avoir eu recours à cette
précaution.

Schede appliqua cette dérivation des matières à l'opération par la voie sacrée (1887). On lui attribue le mérite
d'avoir émis le premier l'idée de l'anus iliaque comme voie

(1) M. Pollosson. Société de médecine de Lyon, mai 1881.
(2) Laguaite. Thèse de Lyon, 1884.
(3) Duranti. Société de Chir. italienne, Rome, avril 1886.
(4) Kœnig. Berliner Klin. Woch. 1886.

de dérivation ; nous croyons plus juste d'en reporter l'honneur à M. Pollosson. Sa manière de procéder diffère de celle du chirurgien lyonnais, en ce que l'anus iliaque est pratiqué dans la même séance.

Heinecke et certains chirurgiens allemands ont adopté cette pratique. M. Demons n'agit pas autrement.

M. Schwartz (1) ayant eu à déplorer la mort par septicémie d'un opéré chez lequel tous les temps de l'opération avaient été facilement exécutés, sauf la désinfection intestinale préalable, eut la précaution, dans un autre cas, de faire préciser l'extirpation par l'établissement d'un anus iliaque de sûreté.

M. Terrier (2) reconnaît l'utilité de l'anus iliaque établi d'emblée, « ne voulant pas se lancer dans une extirpation du rectum sans avoir obtenu une antisepsie intestinale parfaite » ; cette mesure antiseptique doit d'ailleurs être considérée comme d'une pratique « facile et sans dangers », au dire de M. Chaput.

L'anus iliaque préliminaire a un autre avantage, celui de permettre un examen complet de la tumeur, de décider alors si l'exérèse est nécessaire.

L'anus iliaque doit réaliser deux conditions :

1° Pourvoir cet anus d'un éperon empêchant les matières de passer dans le bout inférieur qu'on cherche à désinfecter ;

2° Remédier au prolapsus et à l'incontinence des matières.

Nous ne nous attarderons pas à décrire tous les procédés d'anus iliaque préliminaire ; nous nous bornerons à les citer.

Nous rappellerons que le procédé de MAYDL consiste à

(1) Schwartz. *Bulletin de la Soc. de Chir.* 28 mai 1890.

(2) Terrier. *Bulletin de la Soc. de Chir.*, 28 mai 1890.

attirer au dehors l'S iliaque, à suturer les deux bouts à eux-mêmes, puis à les fixer à la peau. Quelques jours après, on ponctionne l'intestin au thermo-cautère.

M. RECLUS passe à travers le mésentère une sonde en caoutchouc durci qu'il laisse à cheval sur la plaie.

LAUENSTEIN tire hors de l'abdomen 15 à 20 centimètres d'intestin et fixe la base de cette anse à la peau.

Mais dans tous ces procédés l'éperon est souvent insuffisant, aussi M. Audry (de Toulouse) a-t-il proposé de remplacer les soutiens artificiels par un pont de peau pris dans la région.

Voici, du reste, le manuel opératoire de M. Audry :

« *1er temps*. — Ligne brisée en ⌐⌐ pratiquée au point ordinaire, parallèlement à l'arcade, à 0, 02 c. au-dessus des 2/3 externes de l'arcade. Elle a une longueur moyenne de 0,08 à 0,09, variable suivant l'épaisseur de la paroi. Elle dessine un lambeau large et haut de 0,04 inséré sur le milieu de la lèvre inférieure de la plaie. Cette incision comprend d'abord la peau et le tissu cellulaire sous-cutané ; puis, suivant le même tracé, on coupe l'aponévrose du grand oblique, en ayant soin de suivre les contours externes de la plaie. On a ainsi un lambeau comprenant la peau, le tissu cellulaire sous-cutané et l'aponévrose du grand oblique qu'on dissèque et qu'on relève jusqu'à sa base.

« *2° temps*. — On incise couche par couche le petit oblique, le transverse, le fascia, le péritoine, en suivant le grand axe de l'incision, c'est-à-dire en passant au pied du lambeau relevé.

« *3° temps*. — L'anse iliaque est attirée au dehors. Au centre de son mésentère, en évitant les vaisseaux, on fait une boutonnière large de 0,02 à 0,03 centimètres.

« *4º temps*. — Par l'intermédiaire de cette boutonnière dont on écarte latéralement les lèvres, on fait un premier plan de 3 points de suture affrontant avec soin le péritoine et comprenant le fascia transversal si l'on veut. Un second plan de sutures réunit les muscles divisés. Ces manœuvres se passent au-dessous de l'anse intestinale et lui constituent un premier support.

« *5º temps*. — On rabat alors le lambeau cutané-aponévrotique ; on l'insinue dans la boutonnière mésentérique, et on vient le fixer avec soin au pourtour de l'incision primitive, an faisant deux plans de sutures : un pour l'aponévrose du grand oblique, un pour la peau. »

Le procédé de M. Audry (1) a été simplifié par M. Jeannel (2), qui a supprimé les divers plans de suture conseillés par M. Audry.

Nous avons vu de bons résultats de ce procédé, mais nous pensons qu'on peut encore chercher un mode opératoire plus simple et nous le décrivons à la fin de notre travail.

b) PÉRIODE POST-OPÉRATOIRE.

L'opération terminée, le malade est rapporté dans son lit et couché *sur le côté*, afin d'éviter toute pression sur la région opérée.

Il sera en même temps réchauffé et restauré par les procédés ordinaires. Si le pouls faiblit, il y a lieu de faire des piqûres d'éther, de caféine.

Quelle conduite doit-on tenir vis-à-vis de l'intestin dans les jours qui suivent l'opération ?

M. Bœckel provoque la constipation pendant quatre à cinq jours.

(1) *Archives Prov. de Chir.*, 1892.
(2) *Midi Médical*, 1898.

M. Baudoin conseille le régime lacté, l'opium et les antiseptiques intestinaux habituels.

Hochenegg préconise l'opium les deux premiers jours, une purgation le troisième.

Enfin M. Richelot (1) pense qu'il vaut mieux ne rien provoquer, constipation ou évacuation, laissant à l'intestin « le soin de décider la question. »

Entre ces avis extrèmes, il y a place pour une conduite modérée. La suture intestinale étant le point faible de l'opération doit être préservée du contact trop brusque et trop rapide des matières qui la feraient éclater ou suppurer. Une potion avec dix ou vingt gouttes de laudanum par jour suffirait à remplir cette première indication.

Mais il faut craindre d'affaiblir par de nouvelles diètes sévères et des régimes débilitants un malade qui vient de subir une aussi grave, aussi longue opération. Les potions cordiales, les toniques, pris avec modération lutteront contre le mauvais état général.

La première selle doit être provoquée HUIT JOURS environ après l'opération et nécessite la présence du chirurgien. Il enlèvera, en effet, les tampons laissés dans le rectum, s'ils ont pu être tolérés jusque-là. On lavera ensuite le rectum avec des antiseptiques faibles, additionnés de quelques gouttes de cocaïne; l'administration d'un lavement glycériné (eau, 85 gr.; glycérine, 15 gr.), répété jusqu'à évacuation fécale, est une pratique indispensable.

La voie sacrée avec ses grands délabrements osseux, musculaires et vasculo-nerveux ne va pas sans provoquer des accidents nombreux que nous allons passer en revue, dans le même ordre que nous avons suivi pour les méthodes précédentes.

a) *Accidents immédiats ou opératoires.* — Comme dans

(1) H. Mosès. Thèse de Paris, 1892.

la méthode périnéale, la vessie adhérente à la tumeur rectale, peut être accidentellement blessée. Mais elle peut l'être également de parti-pris, témoins les cas de Weinlechner et de Hochenegg où les malades moururent quelques jours après, en dépit d'une suture immédiate.

Les canaux déférents ont été sectionnés; M. Bœckel cite un cas de sa pratique où le malade eut une orchite consécutive.

L'ouverture du péritoine n'est pas regardée comme un accident, puisque elle est souvent indispensable dans la méthode de Kraske ; ce dernier même recommande cette ouverture pour faire une exérèse complète.

La *blessure de l'intestin grêle* et du *côlon pelvien* a été signalée.

La *prostate*, les *vésicules séminales* sont quelquefois emportées avec le néoplasme ; si, d'autre part, chez la femme, la *paroi vaginale* est enlevée de parti pris, l'opération qui prétend alors être radicale, s'éloigne des traditions d'une saine chirurgie.

Enfin les artères et veines de la paroi pelvienne postérieure, la sacrée moyenne notamment, peuvent après leur section gêner par l'abondance et la persistance de l'hémorrhagie; on a vu celle-ci durer jusqu'à la période post-opératoire.

b) *Accidents post-opératoires.* — Avant de parler du choc opératoire, nous devons signaler un accident se rapprochant davantage de la période opératoire, car il y prend naissance et se manifeste quelques instants après l'opération : nous voulons parler des *grandes hémorrhagies.*

Un exemple d'hémorrhagie foudroyante est le cas du malade de Bardenheuer : la mort fut due à l'arrachement de l'artère mésentérique inférieure à sa naissance sur

l'aorte. Cet arrachement se produisit à cause des efforts
du chirurgien pour faire descendre le bout supérieur très
élevé (résection extra-péritonéale de l'S iliaque), au niveau
du bout inférieur. Bardenheuer, cherchant à atténuer l'effet
de sa brutalité, invoqua une inflammation péri-rectale qui
se serait propagée jusqu'à l'artère mésentérique qui était,
du reste, friable du fait de l'envahissement de ses tuniques
par la néoplasie cancéreuse. Cette explication ne pouvait
satisfaire que Bardenheuer, car tous les chirurgiens et
Kraske le premier ont sévèrement jugé sa conduite. Elle
lui attire de la part de Kraske de vives critiques où ce dernier accuse Bardenheuer d'ignorer la différence qu'il y a
entre le côlon, l'S iliaque et le rectum et « de trancher sans
savoir ce qu'il fait (1) ».

De pareils accidents sont heureusement la rareté même,
et si l'on observe une hémorrhagie c'est qu'on a négligé de
faire l'hémostase complète.

Les vaisseaux sont bien pincés par la forcipressure au
fur et à mesure de leur section, mais à la fin de l'opération
on néglige d'oblitérer définitivement par un fil un vaisseau
qui a cessé momentanément de couler. Une ligature mal
serrée peut, en outre, laisser échapper une artère qui se
rétracte dans la profondeur : M. Ricard perdit ainsi un
opéré chez lequel « tout s'était passé simplement. Un
dernier examen au moment des ligatures ne permit de découvrir aucun vaisseau saignant, le malade mourut cependant le troisième jour. A l'autopsie, on trouva le péritoine
rempli de sang : la quantité en fut évaluée à près de deux
litres. La ligature d'une des hémorrhoïdales avait échappé,
et le sang écoulé du vaisseau redevenu béant avait reflué
dans le péritoine (2). »

(1) Kraske. 2e mémoire.
(2) In th. Morestin, 1894, Observations.

Or, dans ce cas l'observation nous dit que le péritoine n'avait pas été fermé; dans le cas contraire « le malade en aurait été quitte pour un gros hématome pelvien. » (Loc. cit.)

Enfin on voit souvent de petites hémorrhagies survenir dans la nuit de l'opération, allant du simple suintement à des écoulements sanguins plus sérieux.

« Je vois là, dit M. Morestin (1), une raison de fermer le péritoine, au moins quand la plaie a été laissée béante ou largement drainée. Le sang reflue dans le péritoine, et quand la plaie a été infectée, il se charge, en lavant celle-ci, de germes qu'il entraine jusque dans la séreuse. »

Un des accidents particulièrement meurtriers de la période post-opératoire est le *choc*, puisqu'il tue 30 pour 100 des malades opérés par la voie sacrée. Sans doute le choc succède à toutes les grandes interventions, mais ici il est préparé en quelque sorte par les grands délabrements osseux, vasculo-nerveux, l'exérèse longue et laborieuse d'une tumeur adhérente aux organes voisins qu'il faut en partie sacrifier, et chez un malade profondément affaibli par son cancer, le tout constituant une des plus sérieuses opérations de la chirurgie. Il faudra donc prévenir cette éventualité et par avance injecter de l'éther, de la caféine, du sérum artificiel, car le choc débute insidieusement. L'opéré, reporté dans son lit, ne reprend pas connaissance, il est assoupi, le visage pâle et refroidi, le pouls faible et rapide, en même temps que la température s'abaisse à 36° et au-dessous, et la mort survient rapidement.

L'appareil urinaire présente deux sortes d'accidents, dans cette période post-opératoire: *l'urémie* et la *rétention d'urine.*

L'urémie s'observera chez des sujets dont les reins

(1) Loc. cit., p. 298.

étaient lésés antérieurement, l'opération n'en sera pas directement la cause.

Il n'en est pas de même pour la *rétention d'urine*. C'est un accident qui s'observe dans toutes les interventions sur les organes du petit bassin, même les plus minimes, comme l'incision d'une simple fistule à l'anus.

Mais si, dans ce dernier cas, la rétention est passagère, dans la voie sacrée, elle persiste plus longtemps ; elle dura quinze jours dans un cas de M. J. Bœckel, un mois chez la malade de M. Jeannel. Aussi Lauenstein (1) conseille-t-il de ne pas dépasser dans l'opération le quatrième trou sacré qui livre passage à des filets vésicaux et prostatiques. Ces filets vésicaux sectionnés amèneraient, au dire de Schede (2), une paralysie partielle de la vessie.

A mesure qu'on s'éloigne de l'opération, on note divers accidents qui mettent pour la plupart la vie du malade en danger.

L'*infection* de la région opérée s'observe très souvent : elle provient du vagin ou de la vessie ouverts au cours de l'opération, mais le plus habituellement de l'intestin lui-même.

La déhiscence de la suture intestinale sera la cause des péritonites, des cellulites pelviennes, locales ou généralisées.

La *péritonite* s'observait fréquemment au début avec la suture circulaire ; l'invagination à la manière de Hochenegg ne met pas davantage à l'abri de cet accident. M. Morestin (3) cite à l'appui de ce fait le cas d'une opérée de M. Ricard (avec l'invagination de Hochenegg) et de M. Richelot où la suture était manifestement la cause de la péritonite.

(1 et 2) In th. Fayart, Lyon, 1891.
(3) Loc. cit., p. 239.

7

D'autres opérés sont morts de péritonite, mais les lésions n'étaient pas assez nettes pour affirmer que l'infection de la séreuse fût la cause de la mort.

Comment cette désunion de la suture a-t-elle pu se produire ? On peut répondre à cette question que la désunion résulte de l'infection de la tranche intestinale ou mécaniquement de l'arrivée d'un bol fécal trop volumineux qui fait éclater les sutures. L'inflammation débute par l'espace pelvi-rectal supérieur et, si le muscle releveur a été sectionné, gagne le creux ischio-rectal et le tissu cellulaire sous-cutané. L'inflammation peut également se limiter à une petite portion de tissu cellulaire, aboutissant à un abcès.

La cellulite a un habitus particulier qui trompe rarement. Vers le troisième ou le quatrième jour, il se produit une brusque élévation de température (38° à 39°, 39°,5), en même temps que le malade accuse une douleur au niveau de la plaie.

De faible intensité, la douleur disparaîtra si l'inflammation est limitée ; mais sourde ou violente, elle sera continue si la plaie suppure largement. La langue sèche, rôtie, les frissons et le délire à tous les degrés se manifesteront comme dans toute septicémie. Localement, la peau est rouge, tendue, douloureuse à la pression ; si on enlève les points de la suture cutanée, la plaie devient tout de suite béante et l'on observe des décollements et du pus au milieu duquel baigne le rectum. Tel est l'aspect clinique de la cellulite généralisée.

Mais quand tout se borne à la formation d'un abcès, on conçoit que les symptômes généraux et les lésions locales seront moins intenses. Dans les 74 observations françaises relatées dans la thèse de M. Morestin, nous trouvons 35 désunions de la suture donnant lieu aux phénomènes décrits plus haut de cellulites généralisées ou locales avec tous leurs intermédiaires.

De ces suppurations dépendent des lésions du squelette et des nerfs sacrés.

Nécrose. — Quelquefois une partie de l'os récliné (dans l'opération par la voie sacrée) s'élimine et, si la plaie bourgeonne, ce sera la réunion par seconde intention qui affrontera les surfaces osseuses.

Plus souvent on observe le défaut de soudure du volet osseux récliné.

Si cependant le fragment osseux est bien nourri par les parties molles, comme dans le premier cas de M. Jeannel, l'os continuera à vivre même au milieu d'un foyer infecté. Enfin, le périoste, s'il est conservé, assurera la vitalité de ce fragment osseux ; aussi, voyons-nous M. Roux faire des résections sous-périostées et suturer, après avoir réappliqué les deux lambeaux osseux, les feuillets du périoste.

La *suppuration du canal sacré* ne s'étend généralement pas aux méninges ; le cul-de-sac de la dure-mère étant situé trop haut est hors d'atteinte. Tout au plus observerait-on pareil accident dans les infections étendues du tissu cellulaire du canal sacré ; pour cela, il faut que l'infection soit rapide, car au bout de quelques heures le canal sacré est complètement oblitéré par des bourgeons charnus.

Enfin, l'infection de la plaie peut produire la *névrite du plexus sacré*. Le fait n'a été mentionné jusqu'ici que par M. Jeannel (1er cas) dont la malade accusa longtemps des douleurs dans les fesses et la face postérieure des cuisses.

Les *gangrènes* constituent un accident sérieux de la période post-opératoire de la voie sacrée.

Elles affectent diverses formes suivant les causes qui les ont fait naître. En vain M. Leprévost (du Havre), au Congrès de Chirurgie de 1892, s'efforçait-il de rattacher, dans la voie sacrée, toutes les manifestations de la gangrène à

une cause unique, la lésion nerveuse centrale, d'origine
infectieuse. Cette lésion peut être invoquée dans quelques
cas, comme nous le verrons plus loin, mais la plupart du
temps, il faut chercher d'autres pathogénies. Sans nous
attarder à rechercher les causes aujourd'hui bien connues
de ces gangrènes, nous citerons rapidement les diverses
formes que l'on observe dans la voie sacrée.

1° *G. par ischémie.* — Due à l'abaissement forcé du bout
supérieur, elle se manifeste par l'élimination de portions
limitées ou étendues de l'intestin (cas de MM. Schwartz et
Maunoury, de Chartres). La conséquence est l'issue des
matières dans le creux ischio-rectal.

Du côté de la peau, la compression de la surface cutanée
contre le bord tranchant du sacrum réséqué favorise la
formation d'escharres.

2° *G. par septicité.* — Se propage de l'intestin vers la
peau. La teinte violacée, puis noirâtre que prend celle-ci,
traduit l'infection sous-jacente. Les phénomènes généraux
sont ceux de toute infection. La mort est la conséquence
de cet accident (deux cas de M. Le Dentu) à moins que
les escharres s'éliminant, il se forme une fistule stercorale
(deux cas de M. Le Dentu).

3° *G. d'origine nerveuse.* — C'est un groupe peu fourni,
en dépit des affirmations de M. Leprévost.

Le début est brusque, des phlyctènes apparaissent aux
fesses et aux trochanters, des escharres de plus en plus
nombreuses se succèdent et le malade dépérit.

Enfin, l'appareil respiratoire sera plus ou moins atteint ;
mais ces accidents sont d'observation trop commune pour
nous y arrêter.

Suites éloignées. — Si le sujet survit à l'opération et aux
accidents post-opératoires, il est généralement déclaré

guéri. L'est-il véritablement, et devons-nous éloigner toute pensée de complication ultérieure ? « Si nous pouvions suivre nos anciens opérés de Kraske, écrit Schlange, nous aurions bien des désillusions. » Ils sont, en effet, porteurs d'infirmités qui ne leur semblent guère compenser les dangers de l'affection première.

Une infirmité pénible et repoussante est *l'incontinence des matières fécales*. Il est étrange d'observer l'incontinence après une opération dont « le point original », dit M. Routier, était de conserver la fonction de l'appareil sphinctérien. Nous avons vu que les nerfs du sphincter et du releveur et ce dernier muscle lui-même étaient souvent sacrifiés par la création de la brèche sacrée. D'autre part, l'extension de la lésion à la région sphinctérienne a obligé Kraske à sacrifier ce segment inférieur et à créer un anus sacré.

Puisque la conservation des sphincters était impossible, il n'y avait pas lieu dans ces cas d'ouvrir la paroi pelvienne postérieure, une amputation à la manière de Lisfranc aurait bien mieux rempli l'indication.

L'incontinence fécale est souvent peu importante au début, aussi néglige-t-on de la signaler dans les observations.

« A l'hôpital, par exemple, après leur opération, dit Th. Baron, les malades sont soumis à un régime approprié pour éviter la diarrhée, restent au lit, ce qui empêche les mouvements du corps et les mouvements péristaltiques de l'intestin. Ce n'est généralement que chez eux, à la suite d'écarts de régime, de fatigues, que les malades s'aperçoivent de leur infirmité qui s'accroît chaque jour davantage. (1) » Czerny l'avait observé dans ses Cliniques et Caspershon rapporte, dans la Clinique d'Esmarch un cas

(1) Théodor Baron. Thèse de Berlin, 1800.

où l'incontinence arriva à la suite d'une « diarrhée opiniâtre et qui, dit-il, détruisit l'état du malade. »

Certains auteurs ne pouvant méconnaître l'existence d'un tel accident, établissent des degrés dans l'incontinence, suivant qu'elle existe pour les matières liquides, demi-liquides et solides.

Ceux qui ont le plus pratiqué l'opération par la voie sacrée, MM. Richelot, Routier, Ricard se contentent d'une « sphinctérisation » douteuse.

Théodor Baron rend responsables les procédés de Kraske et de Hochenegg qui sacrifient le « cône musculaire » pelvien et ses nerfs ; il espère que le procédé de Lœvy ne donne pas de semblables infirmités. Ce procédé n'a pas été appliqué assez communément, pour qu'on puisse établir une statistique. Les procédés de M. Jeannel et de M. Morestin réaliseront mieux les conditions qui empêchent cette incontinence.

La suture intestinale est la cause du rétrécissement cicatriciel des fistules sacrées et du prolapsus.

Rétrécissement cicatriciel. — « Quel que soit le procédé mis en usage (et nous les avons tous essayé sur les animaux), il est très fréquent de voir, dit M. Morestin, un rétrécissement se développer au niveau du point d'union des deux bouts intestinaux mis en présence. »

Celui-ci évolue avec rapidité et présente au toucher la forme d'une valvule ou d'une virole. Les lésions étant celles de toute sténose intestinale (dilatation au-dessus du point rétréci, stagnation des matières, sécrétion intestinale, fistules consécutives), nous n'y insisterons pas. La constipation qui en résulte épuise le malade et peut l'emporter rapidement. (J. Boeckel) (1).

Quand le rétrécissement est très étroit, on peut voir

(1) J. Boeckel. Congrès de chir., 1888.

survenir les symptômes de l'occlusion intestinale (Richelot.) (1).

Fistules sacrées. — On peut citer les malades qui échap-
pent à cette infirmité.

Ces fistules succèdent aux suppurations dues à la déhiscence des sutures.

Autour de ces fistules stercorales primitives se forment
des abcès qui se terminent par des fistules (fistules secondaires).

Dans le nombre (trois à six), on peut voir une ou deux
fistules principales communiquant avec l'intestin ; elles
sont généralement situées sous la tranche de section du
sacrum et présentent un trajet en sablier.

Prolapsus. — Tous les procédés de suture exposent au
prolapsus. Le procédé par invagination de Hochenegg, par
exemple, qu'on s'accorde à reconnaître le meilleur, n'en
met pas à l'abri ; c'est ainsi que M. Chaput (2) eut l'occasion de traiter un « énorme prolapsus » du rectum consécutif à l'invagination à la Hochenegg.

La toux quinteuse, les efforts répétés sont souvent des
causes adjuvantes du prolapsus. (Cas de M. Ricard) (3).

Cet accident peut apparaître plus tôt. Dans une observation de Billroth, rapportée par Habart, le malade sortit de
la clinique avec un prolapsus contenu par une pelote. Mais
sous l'influence d'efforts violents, il devint « si colossal »
que deux ans après, le malade se présenta à la clinique
d'Albert (de Vienne), avec une chute du rectum dont la
longueur variait de 15 à 30 centimètres.

Il est bon de noter en passant que les observations con-
tiennent souvent que le malade sort guéri, bien qu'il y ait

(1) Richelot. Obs., in th. Morestin.
(2) M. Chaput. *Soc. de chir.*, 1894.
(3) Ricard. Obs., in th. Morestin.

un prolapsus plus ou moins accentué. Ces malades sont perdus de vue ou vont consulter ailleurs, et la statistique n'en contient pas moins une guérison de plus. Qu'on le veuille ou non, ces erreurs sont inévitables avec la clientèle hospitalière.

La suppuration de la plaie semblerait s'opposer à la production du prolapsus, car les expériences de M. Morestin concordent avec l'observation clinique.

Enfin, l'anus sacré serait, d'après certains, une garantie contre le prolapsus. L'intestin est coudé, en effet, au niveau de la surface avivée du sacrum, position qui l'oblige à contracter des adhérences avec l'os lesquelles empêcheraient sinon la procidence, au moins le prolapsus total.

Le prolapsus du rectum peut également s'accompagner de prolapsus utérin. Dans un cas cité par M. Morestin, il y avait, en outre, une cystocèle assez considérable, à tel point qu'on se demandait lequel de ces deux processus avait influé sur l'autre.

Prolapsus rectal et prolapsus vésico-utérin étaient dus, dans ce cas, à la paralysie du releveur.

De l'étude des suites de l'opération de Kraske, il résulte qu'elle est loin de réaliser dans les suites éloignées les espérances qu'elle avait fait naître chez ses ardents propagateurs. Les statistiques de la mortalité et de la récidive doivent compléter l'opinion qu'on doit avoir de ce mode opératoire.

Statistique de la mortalité. — On a opéré, au début, *tous* les cancers du rectum par la voie sacrée; il s'en trouvait beaucoup dans le nombre qui par leur siège dépassaient l'opérabilité avec la voie sacrée, et par leur extension étaient au-dessus des ressources de l'art. C'est là ce qui explique les statistiques peu favorables du début de la méthode. C'est ainsi que Stierlin, assistant de Krönlein, relevait une *mortalité immédiate* de 20 %. Hildebrand, assistant de Kœnig sur 54 opérations, note 21 morts immédiats. En Allemagne (1), la mortalité était pour chaque chirurgien répartie ainsi :

Hochenegg...................	20 %
Kœnig.....................	23,5 %
Ball.....................	23 %
Rose.....................	53 %
Billroth	30 %
Kuster...................	58 %

En 1890, M. Fayart (2), réunissant 23 opérations faites en France, trouve 10 morts après l'opération.

L'abus qu'on fit de la méthode, sans distinction des cas opérables ou non, a porté, d'après M. Reclus, la mortalité à 50 %.

Daniel Yversen (de Copenhague) fait, en 1890, le relevé de 74 cas d'opérations par la voie sacrée sur lesquels il y a 57 % de mortalité.

Ce pronostic serait moins sombre, dit M. Reclus, si la voie sacrée s'appliquait à des cas bien choisis ; la mortalité s'abaisserait alors à 10 et 8 %. C'est également l'avis de MM. Richelot, Terrier, Routier et Pozzi. M. Chaput a soutenu récemment (3) que « l'opération de Kraske, faite avec soin était peu dangereuse » et que la mortalité, d'après sa statistique de 8 cas, « tomberait à zéro », si on examinait les faits de près. M. Quénu réfute cette assertion optimiste et considère que malgré tous les perfectionnements une opération du cancer du rectum sera toujours très grave. Nous n'avons envisagé ici que la mortalité immédiate, imputable à l'opération, les morts par pneumo-

(1) Ces chiffres sont empruntés au travail de Stierlin ; Beitrage zur Klin. Chir. 1889.

(2) Loc. cit. 1891. Th. de Lyon.

(3) Chaput. Soc de chir., 22 juillet 1896.

nie, intoxication iodoformée (Berger (1), Rinne) (2), anesthésie par l'éther (Chaput) (3), ne doivent pas entrer en ligne de compte.

Statistique de la récidive. — Le cancer est de sa nature sujet à la récidive, cette notion est de tous les temps et de tous les livres; s'il est chimérique de tenter une cure radicale, il ne faudrait pas faire sur les cancéreux des opérations dont les suites coïncident souvent avec l'apparition de la récidive, ainsi que cela se produit pour la voie sacrée.

La récidive apparaîtra de six mois à trois ans. Certains opérés dépassent cette dernière date, généralement adoptée depuis Volkmann pour affirmer la guérison du cancer; c'est le cas de la première opérée de M. Jeannel, qui depuis 1891 est encore « bien portante et sans trace de récidive. »

M. Le Dentu fit en 1890 sur un homme âgé, atteint d'épithélioma rectal, une laborieuse opération. On le croyait mort, lorsqu'il vint lui-même en 1894 porter de ses nouvelles; il était aussi sans récidive.

M. Le Dentu cite un autre cas de guérison (trois ans sans récidive), ainsi que M. Chaput (cinq ans sans récidive) (4) M. Routier (deux ans sans récidive), M. Richelot (un an, deux ans), M. Quénu (cinq ans et demi).

Faut-il avec Volkmann qui a les plus longues survies dans les cas de cancer du rectum, croire que la récidive est plus tardive ici qu'ailleurs? Non assurément, ainsi que nous le verrons plus loin; ces survies tiennent au peu d'extension de la maladie, et surtout au défaut d'infection ganglionnaire au moment de l'opération: ces cas heureux se comptent dans les statistiques; sont-ils cependant à l'abri de toute récidive? celle-ci est à la merci

(1) M. Berger. Soc. de chir., 1889.
(2) Rinne. In thèse de Th. Baron. Berlin. Loc. cit.
(3) Chaput. Soc. de chir., 22 juillet 1890. Discussion.
(4) Ces observations sont contenues dans la thèse de M. Morestin.

de la transmission lymphatique qui se montrera tardivement; « on n'a pas alors le droit d'admettre, dit M. J. Boeckel, que des opérés qui ont résisté pendant trois ou quatre ans soient désormais à l'abri de toute atteinte ultérieure. » (1)

Ce sera déjà immense que d'avoir prolongé la vie d'un cancéreux, amoindri sinon supprimé ses douleurs, comme dans les cas que nous venons de citer ; mais il s'en faut que la majorité des cas soit aussi encourageante. C'est à peine, en effet, si le malade a eu le temps d'oublier son opération et les complications qu'elle a fait naître, que son néoplasme repullule avec une ténacité désespérante.

C'est le cas d'un malade de M. Richelot opéré le 17 avril 1891, sorti le 22 mai dans un état satisfaisant et qui était en pleine récidive le 23 juillet de la même année. La mort survint six mois après l'opération. Nous pouvons encore citer le malade de M. Walther (2) opéré le 25 septembre 1891 et mort en janvier 1892, sans s'être remis de son intervention.

Ces récidives sont divisées par M. Morestin en : a) récidives locales, b) récidives ganglionnaires ou viscérales, c) récidives dans un organe éloigné.

En ce qui concerne la récidive, on peut conclure qu'elle est due à une extirpation d'un cancer dont on n'a pu atteindre toute la masse, intervention incomplète et par conséquent importune.

Voie vaginale

L'idée d'utiliser l'incision de la paroi postérieure du vagin pour aborder un cancer du rectum n'est pas de date récente, puisque Malgaigne (3) attribue ce mode opératoire

(1) M. J. Boeckel. Récidive des néoplasmes. Congrès de Chirurgie, 1888.
(2) Nous empruntons toujours ces cas aux 74 observations de la thèse de M. Morestin.
(3) Malgaigne. Med. op., 2e édit.

à Nélaton. Cette incision du vagin servait à dégager le rectum préalablement abordé par la voie périnéale (procédé de Lisfranc).

Plus tard, l'incision du vagin devient entre les mains de M. Campenon (1) une voie d'accès dans l'extirpation des rétrécissements non cancéreux. Le procédé ne s'appliquait donc pas primitivement au cancer, mais comme nous voyons M. Chaput (2) le citer dans un ouvrage récent, au nombre des modes d'exérèse des néoplasmes cancéreux, nous croyons devoir le suivre dans cette voie, et nous exposerons le manuel opératoire de M. Campenon.

Une valve relève la paroi antérieure du vagin. L'index gauche introduit dans le rectum jusqu'au delà de la tumeur, on fend directement par transfixion et exactement sur la ligne médiane la paroi vaginale ainsi que la fourchette et l'anus. Une anse de fil est immédiatement passée à l'angle de chacun des lambeaux ainsi taillés et confiée aux aides qui écartent largement. Une incision transversale parallèle à l'orifice anal, à 2 centim. au-dessus de lui, sectionne le rectum qu'il est très facile alors de disséquer dans une étendue de 8 centim., après avoir suffisamment libéré le bout inférieur pour pouvoir l'abaisser; on termine l'excision par une deuxième incision transversale. On suture les deux bouts par deux plans de suture : un musculaire, un muqueux. On ferme le vagin, le sphincter et le périnée.

REHN a employé un procédé analogue; celui-ci est de nouveau exécuté par M. Chaput, le 16 mars 1896.

Il incisa le fond du vagin et attira avec une pince érigne une énorme tumeur qu'il reconnut être un cancer de l'S iliaque ; Résection de la tumeur et pas de suture des deux bouts parce qu'ils arrivent difficilement à la vulve. On les

(1) Campenon. Congrès de chir., 1895.
(2) Chaput. *Thérapeutique chirurgicale (intestin, rectum, etc.)*, 1896.

maintient en dehors avec des pinces hémostatiques. Le 28 mars, on fait un anus iliaque en un temps, puis une incision sacrée en Y et on recherche les deux bouts pour les suturer circulairement ; mais l'état des parois ne le permet pas. On abandonne les deux bouts ligaturés à la gaze iodoformée.

Les accidents post-opératoires furent le passage des matières dans le vagin, au bout de quelques jours. Le 21 mai, diarrhée cholériforme qui emporte la malade. A l'autopsie on trouve un cloaque où s'ouvraient les deux bouts (1).

Si nous avons cité — en la résumant toutefois — la relation de cette opération, c'est pour montrer les inconvénients, le danger d'interventions semblables.

L'essai infructueux de la voie vaginale par M. Chaput n'est pas à tenter de nouveau.

Voilà une opération complexe, qui, de plus, ne se termine pas, puisque par deux fois on abandonne les deux bouts dans la plaie et qu'on laisse ainsi la malade en possession d'un cloaque infect.

Si on avait opéré dans des conditions plus avantageuses, on exposerait également la malade : à la *septicémie* si on suture hermétiquement la plaie et que la suture rectale tienne mal, à une *fistule recto-vaginale*, au *prolapsus recto-vulvaire*, si on ne suture pas le vagin, enfin à une *atrésie considérable du bout supérieur* si la suture intestinale a échoué.

Une pareille opération dont les moindres accidents post-opératoires viennent d'être énumérés doit tomber dans un discrédit mérité.

Elle ne met pas plus que les autres méthodes à l'abri de la récidive, puisque M. Quénu opéra une malade par la voie

(1) Chaput. *Soc. de Chir.*, 17 janv. 1896, p. 512-513.

vaginale et fut, à des intervalles très rapprochés, obligé
d'intervenir deux fois de suite pour récidive. La malade
succomba après la deuxième intervention.

La voie d'accès par la résection du coccyx et d'une partie
du sacrum tend de plus en plus à être abandonnée, comme
nous le verrons avec les méthodes récentes. On a d'abord
tenté d'aborder le rectum par un des côtés de la grande
échancrure sciatique, en longeant le bord du sacrum et du
coccyx, c'est la voie para-sacrée.

Voie para-sacrée

Emil Zuckerkandl (1) a conseillé en 1889 d'aborder les organes pelviens, aussi bien le rectum que
l'utérus et les annexes par une *incision para-sacrée*.
Cette opération fut d'abord pratiquée dans l'ablation de
l'utérus cancéreux ou des annexes malades, mais « à la rigueur on pourrait l'employer pour le rectum » dit M. Gha-
put; M. Quénu l'ayant faite dans un cas où le néoplasme
n'embrassait pas toute la circonférence du rectum, nous
devons dire quelques mots de cette intervention.

Zukerkandl opère du côté gauche, la malade étant cou-
chée sur le flanc droit. De l'épine iliaque postéro-supérieure comme point de départ, l'incision suit le bord gauche du sacrum et se termine dans le creux ischio-rectal à
égale distance de l'anus et de la tubérosité de l'ischion. On
coupe successivement le grand fessier, les ligaments sacro-
sciatiques, le muscle ischio-coccygien et le releveur de
l'anus ; le rectum est alors à découvert.

A. Wölfler (2) modifie très peu le procédé ; un chan-
gement de position du malade (décubitus latéral gauche),
une modification d'incision (incision courbe à droite et se

(1) Emil Zuckerkandl. *Wien. Klin. Wock*, 1889.
(2) A. Wölfler. *Wien. Klin. Wock.*, 1889.

dirigeant de l'articulation sacro-coccygienne à la commissure postérieure de la vulve), tels sont les points originaux que Wölller introduit dans la méthode parasacrée.

Les applications au cancer du rectum étant tellement rares et M. Quénu (le seul qui ait utilisé cette voie dans le cancer), ne disant rien des accidents et des suites opératoires, on ne peut pas établir des conclusions.

La seule chose que nous puissions dire, c'est que l'expérimentation sur le cadavre (comme nous l'avons fait pour chaque procédé) nous a laissé l'impression d'une extirpation longue et laborieuse, car le chirurgien manœuvre dans un espace restreint et obscur. Toute tentative de suture des deux bouts intestinaux a été infructueuse par cette plaie étroite et profonde ; enfin, l'ablation du rectum exige le sacrifice du releveur, et nous l'avons souvent noté dans nos critiques comme une faute opératoire. Nous n'insistons pas davantage sur cette voie d'accès, peu utilisée pour le sujet qui nous occupe.

Voie abdomino-périnéale

Les insuccès de l'opération par la voie sacrée ont averti les chirurgiens qu'il fallait remédier au grand inconvénient de la méthode, c'est-à-dire les manœuvres d'ablation d'un segment d'intestin doublement infect, par lui-même et par la tumeur qu'il renferme. De là sont nées certaines méthodes mixtes dont nous commencerons l'exposé par la méthode abdomino-périnéale.

M. Gaudier (de Lille) propose, en 1896, à la Société de chirurgie, un nouveau mode opératoire s'exécutant à la fois par l'abdomen et par le périnée.

C'est donc une opération en deux temps.

Le premier est essentiellement abdominal. On fait une laparotomie médiane, ce malade étant placé sur le plan incliné de M. Delagénière.

Le ventre ouvert, on va à la recherche de l'oméga iliaque et du rectum. On est aidé dans la manœuvre par un large écarteur antérieur appliquant la vessie contre le pubis.

Une fois l'S iliaque reconnu et attiré au-dehors, on perfore son mésentère avec une aiguille armée d'une forte soie et on pratique une double ligature de l'intestin en laissant un intervalle de 4 cent. entre les deux fils. Une mèche de gaze introduite par la brèche mésocolique, avant la section intestinale, est destinée à recueillir les quelques gouttes de liquide septique qui pourraient s'écouler de la portion d'intestin située en avant de la ligature. L'intestin sectionné, chaque tranche est oblitérée par un nouvel étui de gaze iodoformée. Un aide tient le bout inférieur dans l'angle de la plaie, un autre aide tient le bout supérieur vers l'abdomen et l'y attire fortement de façon à étaler le mésocôlon sur lequel on place un clamp ou des ligatures. On incise à ce moment le péritoine au niveau du cul-de-sac recto-vésical.

Par une incision périnéale, on décolle alors le rectum et on rejoint le cul-de-sac recto-vésical qui a déjà été incisé.

Latéralement on coupe les deux releveurs, on saisit dans un clamp les brides vasculaires et le méso qui retiennent le rectum ; tout le gros intestin, jusques et y compris une partie de l'anse oméga, est enfin descendu par la plaie périnéale.

Pour la réparation, on place, dans l'angle inférieur de la plaie, le bout supérieur de l'anse oméga ; il y est fixé par quelques points de suture, toujours muni de sa ligature qui doit rester en place vingt-quatre ou trente-six heures. La plaie périnéale est réunie, une sonde à demeure est placée dans la vessie.

Tel est ce procédé d'amputation du rectum, imaginé sur le cadavre, auquel il manquait la consécration de la clinique. C'est à la fin de novembre 1895 que M. Gaudier a appliqué, sur le vivant, la méthode précédente.

Les résultats immédiats se résument en quelques phénomènes généraux, que l'on observe dans toutes les interventions.

Les résultats éloignés ne peuvent être encore appréciables, nous n'insistons pas davantage.

Dans la même séance, M. Quénu se déclare partisan de la méthode et communique le résultat de ses recherches sur le cadavre.

Mais tandis que M. Gaudier (de Lille) ne fait aucun sacrifice osseux, M. Quénu commence par sectionner une portion de sacrum. Ce procédé ne doit donc pas être décrit à cette place.

Un procédé qui est plus rapproché de celui de M. Gaudier est proposé par M. le professeur Chalot, en octobre 1896, à la Société de chirurgie.

PROCÉDÉ DE M. CHALOT. — *Premier temps.* — On fait une laparotomie qui incise la paroi abdominale, en commençant à 2 centimètres au-dessus de l'épine gauche du pubis, pour ménager le cordon spermatique.

Deuxième temps. — Reconnaître l'anse sigmoïde, sa portion intra-pelvienne, ainsi que la limite supérieure du néoplasme, et pendant qu'un aide refoule les intestins, mettant ainsi à nu la moitié inférieure du rachis lombaire, reconnaître du doigt et de l'œil le promontoire, son point médian, la gouttière lombo-psoïque et, si c'est possible, au bord interne de cette gouttière, contre les vertèbres, sous le péritoine pariétal, le cordon bleu foncé et vertical de la veine hémorrhoïdale supérieure. Inciser légèrement le péritoine sur un pli transversal au niveau de l'union de la quatrième et cinquième lombaire, soit à droite de la veine hémorrhoïdale, si elle est visible, soit dans le cas contraire à 5 ou 6 millimètres à gauche d'une ligne verticale qui passe par le milieu du promontoire. On incise prudemment la petite brèche péritonéale et avec le bec de la sonde, on écarte verticalement le tissu cellulaire au milieu duquel on trouve l'artère hémorrhoïdale supérieure et la veine satellite à sa gauche. Une fois l'identité de ces vaisseaux établie, les lier isolément à la soie et les couper entre deux ligatures.

On étreint alors la branche supérieure de l'anse sigmoïde, ainsi que l'arcade vasculaire sous-jacente avec deux fortes ligatures à 3 centimètres de distance réciproque. On la coupe entre les ligatures, et son bout central est amené vers l'angle supérieur de la plaie abdominale où on le fixe provisoirement avec une épingle de sûreté, après l'avoir encapuchonné de gaze iodoformée; on capuchonne de même le bout périphérique et on le détache rapidement de son méso, jusque dans le pelvis. On coupe de même les feuillets droit et gauche du méso-rectum jusqu'à leur extrême limite, puis on décolle jusque près du coccyx avec l'index la face postérieure du rectum. Avec les ciseaux couper profondément en avant le péritoine, sur les côtés, l'aponévrose pelvienne et le releveur. On ferme la plaie abdominale.

Le malade est ensuite mis en position de la taille : on fait autour de l'anus une incision médiane qui va jusqu'à la pointe du coccyx et au besoin jusque sur le sacrum.

On libère la portion inférieure du gros intestin, et on l'entraîne au-dehors à travers la plaie périnéale. Tamponnement à la gaze iodoformée.

Chez la femme, les temps opératoires sont les mêmes ; l'opération est plus facile, vu l'ampleur du bassin, l'absence de prostate, et la présence d'un cul-de-sac recto-vaginal très profond.

Comme pour le procédé de M. Gaudier, il faut attendre pour se prononcer que ce procédé ait fait ses preuves.

Les deux chirurgiens précédents avaient commencé par la laparotomie et accomplissaient ensuite, dans la même séance, le temps périnéal. « J'estime, dit M. Quénu (1), que ces changements de voie rendent presque impossible l'asepsie opératoire; or, c'est l'asepsie presque absolue qu'il faut rechercher ». Pour cela, M. Quénu propose une opération en deux temps : temps abdominal (anus contre nature et isolement du bout inférieur) et temps sacré (extirpation du rectum).

Voici du reste l'exposé détaillé de ces deux temps :

PROCÉDÉ DE M. QUÉNU (2). — *Premier temps.* — Le malade est placé sur le plan incliné de M. Péraire ; on pratique une incision médiane du pubis à quelques centim. de l'ombilic. On profite de l'incision pour aller rechercher s'il existe des ganglions pelviens.

L'anse oméga est attirée hors du ventre et par transparence, on choisit un point où il n'y a pas de vaisseaux pour y faire une incision.

Le long du bord adhérent de l'intestin, on agrandit transversalement l'incision de chaque côté, de manière à faire un T après placement de pinces américaines. Dans cette brèche mésentérique, on passe une large mèche de gaze iodoformée; appliquant ensuite une ligature élastique sur la partie supérieure de l'anse oméga, on vide par expression celle-ci de son contenu et on place à six ou huit centim. plus bas une deuxième ligature élastique.

Une ligature à la soie est mise par précaution en deçà de chacun de ces liens élastiques. A 2 centim. au-dessous de la ligature supérieure, on sectionne l'intestin avec le

(1) Quénu. *Presse médicale.* 7 nov. 1890., p. 594.
(2) Quénu. Soc. de Chir.. 4 nov. 1896.

thermo-cautère. La lame de l'instrument est promenée sur
la muqueuse et sur la tranche, afin d'assurer une asepsie
aussi parfaite que possible. On excise 3 ou 4 centim. de
bout inférieur et la stérilisation de la muqueuse s'accomplit de même façon. Le bout supérieur est tout de suite
coiffé d'un tampon de gaze iodoformée et récliné dans l'angle
supérieur de la plaie.

On commence alors la libération du bout inférieur qu'on
doit pousser très loin, « puisqu'elle doit servir d'amorce à
l'extirpation. » Sur le mésentère, on place des pinces à
pression continue et on coupe au-dessous de la partie
étreinte. Les pinces seront remplacées par des ligatures à
la soie.

Ce bout inférieur toujours muni de sa ligature élastique
est invaginé en cœcum grâce à deux rangées de fils passés
à la Lembert.

Le bout supérieur est fixé au péritoine pariétal et la paroi
abdominale fermée complètement. La durée de l'opération
a été de une heure un quart.

Deuxième temps. — Le deuxième temps s'accomplit au
bout de quelques jours.

On commence par fermer l'orifice anal avec une suture
en bourse. Suture circulaire de la peau autour de l'anus.
On libère la paroi antérieure du rectum, comme dans la
taille prérectale de Nélaton, et « en introduisant un doigt
dans le rectum, ce que l'on fait soi-même ou ce que l'on
fait exécuter par un assistant. De la sorte on préserve
l'ampoule rectale, sinon tout le bénéfice de l'action aseptique est perdu. »

La face antérieure libérée, on aborde la face postérieure
du rectum par la voie sacrée ; on dégage celle-ci ainsi que
les faces latérales jusqu'à la rencontre de la face antérieure libre. Le releveur de l'anus et le pecticule hémor-

rhoïdal moyen sont coupés de chaque côté entre deux pinces. Le rectum ne tenant plus que par son méso-rectum qui est sectionné, l'intestin est alors enlevé « comme une poche fermée de toutes parts. »

Tel est l'exposé de cette opération complexe qui ne nous satisfait pas entièrement. Tout d'abord, la section porte sur l'anse oméga dont on enlève 4 à 5 centim. ; puis, une nouvelle exérèse emporte tout le rectum, plus ce qui reste de l'anse oméga. Voilà une ablation très étendue et qui dépasse les limites de l'organe à enlever. Le rectum commence à la troisième vertèbre sacrée; or, tout néoplasme s'étendant au-delà de cette limite, appartient à l'anse oméga et non plus au rectum. Nous sortons alors du cadre du véritable cancer rectal et l'opération de M. Quénu s'appliquera plus exactement aux cancers intestinaux.

D'autre part, nous relevons dans la description, la nécessité de fermer l'anus par une soie. Or, l'orifice ainsi oblitéré, comment le chirurgien ou l'assistant pourront-ils y introduire le doigt, dans le temps qui consiste à libérer la face antérieure du rectum ?

Si la fermeture de l'anus vient après la libération de la face antérieure du rectum, elle ne préservera guère la plaie, car pendant la dissection de l'intestin et au moment où l'aide retire le doigt intra-rectal, les matières septiques ont le temps de s'écouler et de venir contaminer la plaie.

Enfin, le bout supérieur est obligé de former un anus contre nature. Le malade est ainsi doué d'une infirmité qu'il acceptera difficilement, malgré ce que dit M. Quénu. L'opération n'en reste pas moins une excellente tentative d'extirpation aseptique.

Les suites opératoires sont très bénignes, « le faciès est resté celui d'un malade qui n'a pas subi d'opération. » La température est restée à 37 degrés, le pouls n'a monté que le lendemain de la première séance opératoire. La rétention des gaz occasionna du ballonnement mécanique qui céda à une ponction au thermo-cautère du bout supérieur.

Les suites éloignées ne sont pas encore connues, l'opération étant de date trop récente.

D'une manière générale, ces dernières opérations de MM. Chalot, Gaudier et Quénu sont des amputations de grandes étendues d'intestin.

L'extirpation avec conservation des sphincters qui avait été un des points originaux de la voie sacrée pourrait être reprise avec des modifications dans la suture qui fut la cause des insuccès des opérations de Kraske et de ses successeurs.

C'est ce que nous avons essayé d'exécuter dans les cas de résection limitée de cancers appartenant au véritable rectum.

Traitement palliatif

Après les méthodes opératoires qui se proposent la cure radicale du cancer du rectum, il y a lieu de placer les méthodes de traitement palliatif, l'anus artificiel et la rectotomie; la dilatation et le curage doivent être également mentionnés.

a). Anus artificiel

Les chirurgiens du début de ce siècle l'ont souvent pratiqué pour des cas de cancer du rectum qui ne pouvait être atteint par les voies naturelles. Mais avant eux, Pillore (de Rouen), en 1770, avait été le premier à intervenir chirurgicalement dans le cancer du rectum, en pratiquant un anus aux dépens du cœcum. C'est l'anus de Littre que propose Dumas (de Montpellier) en 1797. En 1798, Callisen conseille l'anus lombaire qui n'est employé que plus tard dans les rétrécissements cancéreux. C'est Amussat qui de 1839 à 1841 préconise, en effet, dans ce cas l'opération de Callisen.

L'anus iliaque ou opération de Littre-Duret avait eu une singulière fortune. Généralement acceptée pour la cure de certaines malformations congénitales du rectum, on ne l'envisagea que plus tard comme un traitement palliatif du cancer.

Dans le mémoire qu'il a lu au premier Congrès de chirurgie, M. Reclus a fait remarquer que depuis l'époque où Nélaton avait pratiqué l'entérotomie iliaque contre l'obstruction ou l'étranglement interne, tous les chirurgiens avaient chargé l'anus iliaque de toute la gravité des accidents qui le motivaient et de la nature de l'intestin fixé à la paroi. (*Trélat, clin. chir.*)

Cet anus artificiel peut donc être ouvert dans la région lombaire ou dans la région inguinale ; la discussion, ardente encore il y a quelques années, sur la supériorité de l'un ou de l'autre est aujourd'hui épuisée et l'anus iliaque a pris une place prépondérante. La facilité d'aborder dans cette région l'anse colique, la commodité d'un anus que le malade peut lui-même surveiller et panser, ont triomphé des dernières résistances et l'on sent que Trélat, qui avait été un ferme partisan de l'anus lombaire, est obligé, dans sa leçon de clinique du 29 avril 1887, de concéder l'équivalence thérapeutique des deux anus.

Nous avons décrit le manuel opératoire avec la période pré-opératoire, nous n'y reviendrons pas.

Les suites post-opératoires de la colotomie pour cancer du rectum se résument dans un seul accident : la péritonite aiguë. La colotomie lombaire — la seule dont la statistique ait été établie (1) — apporte un contingent de 11 cas de péritonite aiguë sur 73 cas, soit 7,91 0/0.

_____

(1) Th. Piéchaud, loc. cit., p. 140 et suiv.

Sur ces onze cas, il faut en relever deux où il y avait péritonite avant l'opération; trois avec lésions du péritoine pendant l'opération, une rupture de l'intestin, une perforation au-dessus du rétrécissement, et quatre cas dont la cause n'est pas indiquée.

Le collapsus a été noté une fois; une fois également l'hémorrhagie post-opératoire.

Enfin sur ces 73 cas, la mort est arrivée dix fois par cachexie, neuf fois par progrès du cancer, quatre fois par péritonite chronique.

La survie est sur 64 cas (thèse Piéchaud) relevée :

10 fois, de 6 mois à 1 an.
13 fois, de 2 à 3 ans.
13 fois, après 3 ans.

Cette opération palliative est encore couramment pratiquée en Angleterre : les spécialistes tels que H. Cripps et Allingham n'ont pas d'autre thérapeutique.

L'anus artificiel est pour les malades une infirmité repoussante qui souvent ne compense pas pour eux la gravité de l'affection initiale.

On a relaté des cas de mort dans le marasme, des cas de suicide, chez des sujets qui ne pouvaient plus supporter cette nouvelle infirmité. Cependant l'anus artificiel a d'immenses avantages, puisqu'il remédie d'abord aux accidents d'obstruction intestinale; en dérivant ensuite le cours des matières, il éloigne du rectum la septicité qui entretiendrait la rectite au niveau du néoplasme; enfin il permet de tenter un traitement palliatif du néoplasme, à l'abri des matières fécales.

Rectotomie.

Employée pour la première fois par Stafford, la rectotomie externe fut ensuite conseillée par Nélaton en 1855 et par M. Panas en 1872.

La rectotomie externe faite avec l'écraseur linéaire de Chassaignac est la *rectotomie linéaire* dont la paternité appartient en propre à Verneuil. Elle a été dans ces dernières années l'objet d'un travail important inspiré par Verneuil, la thèse de M. Charron (1882) où les idées et le manuel opératoire du maître se trouvent exposés.

PROCÉDÉ DE VERNEUIL. — Verneuil a ensuite abandonné la chaîne de l'écraseur pour se servir du couteau du thermo-cautère, porté au rouge sombre. Il pratiquait une ponction au thermo-cautère en ayant du coccyx jusqu'au-dessus du néoplasme, faisant ainsi la voie à la sonde cannelée sur laquelle on coupait peu à peu les tissus, comme dans l'opération de la fistule à l'anus.

PROCÉDÉ DE TRÉLAT. — Trélat agissait différemment. Il se servait d'un trocart courbe, de quelques pinces à forci-pressure et d'une paire de ciseaux. Le trocart dont il se servait était coudé à angle droit sur le manche, comme une aiguille de Deschamps.

1er temps. — Le malade endormi est couché sur le côté gauche. Le chirurgien, avec l'index gauche introduit dans le rectum, reconnaît la limite supérieure de la tumeur. Introduisant doucement, sur le doigt intra-rectal, le trocart dont l'extrémité tranchante est cachée jusqu'au dessus de la tumeur, le chirurgien enlève l'index gauche et vient ensuite sentir à travers la peau, en dehors du coccyx, la saillie faite par l'instrument.

2o temps. — On retire la lame du trocart, la canule restant en place et changeant rapidement la direction de la lame, on introduit la lame la première. Celle-ci guidée par la canule arrive au point fixé par l'index de l'opérateur et il suffit d'une pression brusque pour que le chirurgien voit la lame traverser les tissus et sortir au niveau du coccyx. Sur l'encoche de la lame on fixe un fil entraînant la chaîne de l'écraseur. On retire la lame et l'écraseur achève la section des parties qu'il enserre.

Foehier (de Lyon) et Kirmisson modifièrent quelque peu cette rectotomie, mais leurs procédés consistant dans des différences d'incision, nous ne nous y arrêterons pas.

Les accidents immédiats de la rectotomie ne sont pas signalés dans les observations. Sur 21 cas relatés dans la thèse de Piéchaud, on ne note comme accident post-opératoire qu'une seule fois la péritonite. C'est le troisième opéré de Verneuil (1872. *Bull. de la Soc. de Chir.*, p. 469) qui mourut au bout de six jours.

La cachexie emporte 5 opérés sur les 21 cas de la thèse de Piéchaud.

Enfin, les survies varient de deux mois à un an; dans la plupart des cas, l'opération a procuré aux malades une amélioration très suffisante.

DILATATION

Cette méthode de traitement date du début du siècle, nous voyons Amussat la pratiquer sur Broussais et Desault la recommander dans sa *Chirurgie*.

La dilatation lente se pratique avec des bougies graduellement croissantes, comme les dilatateurs utérins.

Cette méthode a donné lieu à des accidents mortels; témoin le cas cité par M. Demons (1) où une péritonite suraiguë emporta le malade.

Malgré l'avis de Desprès qui croit peu de cas inattaquables par la dilatation, de Samuel Gross (2) qui la soutient, la dilatation ne s'appliquant qu'à des cas très restreints de cancers durs et réguliers « doit être placée à côté des très mauvais procédés auxquels il faut renoncer en principe (3) ».

(1) Demons. In. th. Piéchaud. p. 79.
(2) S. Gross. System. of Surgery, Philadelphia, 1872.
(3) Piéchaud. *Loc. cit.* p. 80.

CURAGE

Conseillé par Simon, Volkmann et Heuck, ce traitement consiste, contre les cas de « cancers mous » ou mieux contre les fongosités, dans l'emploi de la cuiller tranchante. Récemment M. Quénu (Soc. de Chir. 1894) en a vanté les avantages. Elle ne paraît donner des résultats que comme opération de propreté contre les débris épithéliaux, l'infection et les hémorrhagies septiques.

CHAPITRE III

Indications des méthodes opératoires: exposé de procédés personnels.

PREMIÈRE PARTIE

Un procédé unique d'exérèse d'une tumeur ne saurait convenir à tous les cas qui se présentent; il est logique de réserver à chacun le procédé de choix. « Il faut avant tout, en chirurgie, disait Trélat, *bien remplir l'indication* (1) ». C'est à chercher les indications des divers procédés que nous avons exposés plus haut que nous allons nous consacrer.

Jusqu'ici, les indications se bornaient à décider si l'opération devait être radicale ou palliative. Le cancer rectal était au-dessus des ressources de l'art, disaient certains, et pris de découragement, abandonnaient la tumeur à sa marche envahissante. Le traitement était alors purement palliatif (colotomie, rectotomie ou curage) et l'on s'attardait à proclamer la supériorité de chacune de ces méthodes.

Certes, il y a lieu de se demander si on doit tenter l'extirpation, mais on ne doit pas la rejeter de parti pris, ainsi que le font certains auteurs anglais.

Les indications opératoires devront donc être plus sérieusement fondées et s'appuyer, pour cela, sur le siège et l'extension aux parties voisines du néoplasme intra-rectal.

(1) Trélat. *Cliniques chirurgicales*, t. I

La question de siège nous est fixée par les données anatomiques exprimées au début.

Nous avons vu que le rectum commence à la troisième vertèbre sacrée. Il s'en suit que toute tumeur située au-dessus de cette limite n'appartiendra pas au rectum, mais bien à l'anse oméga, au côlon pelvien.

Les méthodes applicables au cancer véritable du rectum ne sauraient convenir à des tumeurs situées plus [haut. Ce fut l'erreur des imitateurs de Kraske, de vouloir enlever par la nouvelle brèche sacrée, des cancers très élevés. On attirait l'S iliaque dans la plaie, en arrachant l'artère mésentérique, comme Bardenheuer, ou bien sans être aussi brutale, la section portait sur l'anse oméga et la suture des deux bouts intestinaux était impossible. Les fistules, les abcès, les phlegmons et les péritonites étaient souvent la conséquence de ce défaut de précision anatomique. Il est étonnant, en effet, que les imitateurs de Kraske n'aient pas utilisé, dans leurs indications opératoires, les recherches anatomiques de Trèves — qui datent cependant de 1885 — sur la délimitation supérieure du rectum; il faut arriver en 1897, à M. Quénu (1) pour voir ces données anatomiques appliquées au cancer du rectum. Nous devons avouer que notre travail était entrepris depuis longtemps, et que tout notre plan reposait sur les données de Trèves que Jonnesco a si bien confirmées. Nous avions donc posé les indications opératoires, concernant la situation du cancer sur le rectum des auteurs modernes, bien avant que M. Quénu ait fait sa communication (2).

Pour nous, le cancer rectal proprement dit siège sur le

(1) Soc. de chir., 16 juin 1897.

(2) M. Quénu avait bien essayé, en 1895, dans la *Presse médicale* une division du cancer rectal en : bas, haut et moyen situé, mais cette classification ne reposant pas sur des données précises, nous avions, *dès ce moment*, établi celle que nous donnons aujourd'hui.

rectum depuis la troisième vertèbre sacrée jusqu'à l'anus.
Or le rectum étant situé à la fois dans le bassin et dans le
périnée, nous avons cherché une division du cancer de ces
deux portions dans leur délimitation anatomique. Le muscle releveur de l'anus sépare nettement le rectum pelvien
du rectum périnéal; il doit également servir de repère dans
notre division. Tout cancer rectal situé depuis la troisième
vertèbre sacrée jusqu'au releveur sera un cancer *recto-
pelvien*, tandis que le cancer siégeant au-dessous du releveur devra, d'après nous, s'appeler *recto-périnéal*. Enfin
les cancers de l'anus et de l'extrémité inférieure du rectum
périnéal formeront la troisième catégorie : cancer *ano-
rectal*. Les cancers situés au-dessus de la troisième vertèbre sacrée sont des tumeurs de l'anse sigmoïde, du
côlon pelvien, et demandent une thérapeutique particulière,
étrangère à notre sujet. Voilà pourquoi nous n'étudierons
pas ici les indications de l'opération de MM. Gaudier,
Chalot et Quénu qui s'adresse à cette variété de cancer intestinal.

Cette fixation du siège des néoplasmes n'est pas seulement théorique, elle est surtout pratique, ainsi que nous
nous proposons de le démontrer.

Le toucher nous donnera généralement des renseignements précieux sur la situation de la tumeur. Dans cette
recherche, nous devons chercher à atteindre d'abord la
limite inférieure, puis la limite supérieure.

Rien n'est plus facile que de toucher la limite inférieure
d'un néoplasme situé à 4, 5, 6 centim. de l'anus. Si le cancer est plus élevé, on peut, suivant le conseil de M. Quénu,
accentuer par la pression sur l'hypogastre la tendance de
la tumeur à prolaber dans le rectum. On arrive ainsi à
sentir son doigt coiffé, pour ainsi dire, par la circonférence
inférieure de la tumeur.

La limite supérieure présente de sérieuses difficultés;

cela tient à ce qu'il faut passer au centre d'une virole très serrée pour accrocher la circonférence supérieure de la tumeur.

Si l'on ne peut passer le doigt à travers l'anneau cancéreux, faudra-t-il recourir aux pratiques d'Amussat et de Cruveilhier qui se faisaient « pousser le coude » en même temps qu'ils déprimaient le périnée ? La pratique d'Esmarch et de Simon (de Heidelberg) qui introduisaient la main tout entière dans le rectum, doit être repoussée comme brutale et féconde en désordres d'une extrême gravité. Enfin l'explorateur à boule olivaire en baudruche de Laugier, les sondes porte-empreintes doivent également être rejetées comme infidèles et dangereuses. Mieux vaut se servir du palper hypogastrique qui permettra de saisir la tumeur entre la main abdominale et le doigt intra-rectal.

Cette manœuvre est surtout nécessitée par les cancers très élevés situés en grande partie sur l'anse oméga. Un doigt introduit dans le vagin chez la femme pourra quelquefois sentir la limite supérieure de ces cancers.

En outre, pour ceux du rectum pelvien et du rectum périnéal, l'exploration digitale peut s'aider dans les recherches sur la délimitation de la contraction du releveur de l'anus. On sait aujourd'hui (1) que ce muscle est un puissant constricteur et que la sensation d'étreinte qu'éprouve le doigt intra-rectal est due à l'action du releveur. Or, le releveur se contracte sous l'influence de la volonté du malade ; utilisant cette propriété, on sentira cette constriction au-dessus ou au-dessous de la tumeur. Si la constriction est ressentie avant que l'on ait atteint la tumeur, on pourra affirmer que le cancer est dans la portion pelvienne du bassin ; inverse-

(1) Les expériences récentes de M. Morestin sont concluantes à cet égard. Il dit même que la sensation de « bord supérieur du sphincter » des classiques, est due au contact du bord du muscle releveur. L'expérimentation sur les chiens l'a également prouvé.

ment si le doigt est arrêté par la tumeur avant d'être *serré* par le bord du releveur, c'est d'un cancer de la portion périnéale qu'il s'agit (cancer recto-périnéal).

Ce repère dans l'exploration rectale que nous décrivons ici, a été essayé par nous chez les malades atteints de cancer du rectum que nous avons pu examiner dans les hôpitaux. Nous l'avons également expérimenté sur des sujets sains, et nous avons toujours éprouvé cette constriction volontaire et rapide, à une distance de 3 à 4 centim. en moyenne au-dessus de l'anus. Il ne faut pas cependant confondre cette contraction brusque avec celle du sphincter, contraction lente de fibres lisses.

Nous ne saurions trop recommander la recherche de cette sensation que nous proposons d'appeler : *sensation de constriction du releveur*.

La délimitation du siège de la tumeur ne suffit pas pour décider de l'opportunité d'une intervention; il faut encore rechercher si le néoplasme envahit totalement les tuniques rectales, s'il adhère aux organes voisins, et si les ganglions sont envahis.

Le degré de mobilité de la tumeur sur les tuniques sous-jacentes nous renseignera sur leur envahissement. Ce processus était autrefois une contre-indication à l'opération par les voies naturelles, mais l'amputation de Lisfranc avait reculé les limites de l'opérabilité.

Quant à l'extension aux organes voisins, on peut dire qu'elle existe presque toujours, lorsque le malade se présente au chirurgien, et cela tient à la marche, à l'évolution spéciale de la néoplasie. Sans vouloir faire la description du cancer du rectum, nous devons cependant rappeler les faits qui nous sont utiles.

Indolore au début, le cancer du rectum ne provoque que des garde-robes difficiles, de la diarrhée alternant avec la constipation, tous ces symptômes ne faisant rien présager de bien grave au sujet. Allingham (1) cite le fait d'un cancer étendu, qu'il fut très étonné de trouver chez un homme ayant toutes les apparences de la santé, qui venait contracter une assurance sur la vie.

« L'indolence du cancer au début, dit Kirmisson (2) est un malheur en ce sens que les malades qui n'ont aucune souffrance, laissent évoluer leur néoplasme pendant de longs mois.

Quelques selles muco-purulentes, sanguinolentes surviennent-elles, le malade fait lui-même le diagnostic d'hémorrhoïdes, et nul soupçon ne vient troubler sa quiétude. Si d'aventure, le médecin est consulté pour ces troubles légers, il se contente trop souvent des détails donnés par le malade et néglige de pratiquer le toucher rectal. Il y a souvent, en effet, des hémorrhoïdes et le diagnostic s'égare ainsi pendant de longs mois. On conseille au malade des calmants, au point de le faire devenir morphinomane, comme le malade cité par M. Lejars (3).

« Une telle conduite est une faute et une faute grave. La règle absolue que doit s'imposer tout médecin soucieux des intérêts de son malade est de pratiquer systématiquement le toucher rectal, chaque fois que se présente un des symptômes précédents (4). »

Le malade, il est vrai, ne se prête pas toujours à une exploration qui est douloureuse; mais le médecin, conscient des conséquences que sa faiblesse peut entraîner, doit user de persuasion et ne pas reculer devant une recherche directe. Chez la femme, le toucher vaginal confirmera et complètera même les données fournies par le toucher rectal.

(1) Diseases of the rectum and anus.
(2) Kirmisson. *Gaz. des hôp.*, 1889.
(3) M. Lejars, Leçons de chirurgie clinique, 1894.
(4) Kirmisson. Loc. cit.

C'est donc par le toucher rectal que nous poserons l'indication d'une intervention si, par exemple, la vessie, la prostate, les vésicules séminales sont envahies. Quand le cancer a franchi ainsi les limites du rectum, et que tous les organes du petit bassin ne forment plus qu'une seule masse, dans ce cas, « dit M. Reclus (1), une extirpation par la voie sacrée serait forcément incomplète et entraînerait des délabrements trop considérables. » Ce que M. Reclus dit de la voie sacrée, on peut le dire de tous les autres modes d'opération radicale : une opération palliative est alors indiquée.

Souvent les explorations elles-mêmes sont infidèles et ce n'est qu'au cours de l'opération, qu'on reconnaît que la tumeur est inopérable.

M. Schwartz (2) rencontra chez un malade de telles adhérences avec la prostate et le col de la vessie qu'il crut prudent d'abandonner la dissection de la paroi antérieure du rectum et fit un anus sacré. M. Richelot (3) rencontra deux cas semblables, continua l'opération, mais le résultat fut également funeste dans les deux cas.

La littérature allemande abonde de faits semblables.

Enfin l'âge du néoplasme rapproche la tumeur des foyers ganglionnaires et peut faire craindre leur envahissement.

Pourrons-nous constater, avant de décider toute intervention radicale, l'état des ganglions et surtout l'extension aux organes voisins ? Très difficilement, et Allingham, frappé de ce fait, en tirait des conclusions désespérantes pour l'intervention chirurgicale.

M. Quénu (4) propose bien un moyen de se rendre un compte exact des lésions, c'est l'exploration manuelle, à

(1) *Semaine méd.*, 1889, 11 décembre.
(2) In thèse Mosds, obs. I, 1891.
(3) *Ibid.*
(4) Quénu, *Presse méd.*, 19 juin 1897.

travers l'incision pratiquée à la paroi abdominale antérieure dans le premier temps de son procédé.

M. Schwartz (1) explora le petit bassin par l'incision destinée à établir un anus iliaque. Nous avons vu souvent faire cette exploration par M. le professeur Jeannel et décider, séance tenante, l'abstention.

La propagation néoplasique aux ganglions inguinaux et pelviens n'a pas cependant arrêté les opérateurs. M. Eug. Bœckel et Hochenegg ont extirpé, au cours de l'opération, des masses ganglionnaires considérables. On n'y voit pas de contre-indication, « mais seulement de mauvaises conditions de succès. On enlève bien un cancer du sein tout en sachant qu'il y aura des récidives. L'extirpation de la partie cancéreuse du rectum quand elle est faite complètement peut donner de fort longues survies. » (2)

Ce sont de telles hardiesses opératoires qui assombrissent le pronostic d'une opération.

Le diagnostic de siège et d'extension des lésions étant ainsi posé, quelles sont les méthodes de choix pour les divers types de cancers que nous avons établis.

Les cancers recto-sigmoïdes, admis par M. Quénu, ne rentrent pas dans notre classification. Les opérations abdomino-sacrées, abdomino-périnéales, seront ici indiquées.

Le cancer recto-pelvien (premier terme de notre classification) sera traité par la voie sacrée ou mieux par le procédé de résection prérectale que nous proposons plus loin.

L'amputation de Lisfranc avec la modification de M. Quénu ou la nôtre (voir plus loin) conviendra aux cancers recto-périnéaux.

Enfin la même intervention s'adressera aux cancers de l'anus et de l'extrémité inférieure du rectum.

(1) Schwartz. Rev. de clin. et chir., 1890, nº 32 et Adamski, thèse, 1891, nº 97.
(2) Aubert. Thèse de Paris, 1890.

Si le cancer a envahi totalement les organes voisins, le péritoine, si la cachexie est très avancée, il faut renoncer aux délabrements étendus qu'exigerait la lésion, et le plus sage est de s'en tenir aux opérations palliatives, supprimant la douleur, les infections secondaires et l'obstruction intestinale.

Dans ces conditions, le chirurgien emploiera soit la colotomie inguinale, par le procédé de M. Audry, ou le nôtre, soit la rectotomie, la dilatation devant être laissée de côté ; le curage complétera l'une quelconque des opérations palliatives, comme opération de propreté.

Il est enfin une condition générale dont il faut tenir compte dans toute intervention quelle qu'elle soit sur un cancéreux, nous voulons parler de l'état général. Nous l'avons, à dessein, placé à la fin de ces considérations, car il les prime toutes. « L'opération du cancer du rectum, quel que soit le procédé employé, reste toujours une opération grave (1). » On comprend qu'en raison de cette gravité, on ne doive pas la tenter chez des malades trop âgés ou affaiblis par des troubles de nutrition tels que le diabète. Cette dernière considération n'a pas empêché M. Richelot d'avoir un succès dans l'ablation d'un cancer du rectum chez un diabétique « très avancé ».

Nous pensons qu'il en est ici comme dans les autres interventions chirurgicales, et qu'on ne doit pas faire d'interventions longues et graves chez un diabétique.

Le sujet devra donc être relativement vigoureux ; relativement, car les cancéreux qui se laissent opérer sont déjà près de la cachexie ; mais en intervenant de bonne heure, et luttant contre celle-ci par la suralimentation, on sera autorisé à délivrer le malade d'une affection qui l'emporterait.

(1) Quénu. *Société de chir.*, 1896. Discussion.

DEUXIÈME PARTIE

Les procédés opératoires décrits plus haut ont été tous exécutés par nous plusieurs fois sur le cadavre. Cette expérimentation nous a renseigné sur les difficultés de chacun d'eux.

C'est ainsi que la méthode d'extirpation du rectum par la voie sacrée qui a été longtemps considérée comme donnant un vaste champ opératoire, est loin de justifier pareille prétention. On a du jour sur la partie postérieure du rectum, il est vrai, et par certains procédés tels que ceux de Loevy, de M. Jeannel ou de M. Morestin ; mais la parcimonieuse résection de Kraske ou de Hochenegg sont insuffisantes pour libérer les faces latérales et surtout la face antérieure du rectum. Pour celle-ci la dissection avec les doigts est laborieuse et aveugle, car on ne sait pas où l'on est, ni où l'on va, et les rapports entre les organes, et la néoplasie au niveau de cette face antérieure sont souvent le point capital de l'opération.

Les résultats opératoires n'ont pas toujours répondu, pour la voie sacrée aux espérances qu'elle avait fait naître ; la conservation des sphincters et la restitution *ad integrum* de la continuité du rectum n'ont pas été fréquemment réalisées. Là, le mode de suture était défectueux pour les raisons que nous avons énoncées plus haut.

A la voie sacrée, très défectueuse, nous avons cherché de substituer une autre opération qui pût s'adresser au cancer de la première catégorie, le cancer recto-pelvien.

L'opération doit commencer sur le vivant par l'établissement d'un anus iliaque, pour dériver le cours des matières.

Nous avons cherché à supprimer tous les petits artifices d'extériorisation de l'anse intestinale (baguettes de verre, sonde, rouleau de gaze, etc.) et à prendre sur le sujet, dans la région elle-même, les moyens de contention.

Une incision perpendiculaire à la ligne blanche est tracée à 8 centim. au-dessus de l'arcade crurale, à 5 centim. de la ligne médiane. Cette incision a elle-même une longueur de 8 centim. en moyenne, on pourrait d'ailleurs l'agrandir si c'était nécessaire. Cette incision met à nu l'aponévrose du grand oblique. Celle-ci est ouverte, d'un bout à l'autre de l'incision; on coupe de même les plans musculaires sous-jacents, il ne reste plus que le péritoine qui est soulevé et fendu toujours dans le même sens. Les deux lèvres de la plaie péritonéale étant saisies par des pinces hémostatiques, on va à la recherche de l'S iliaque, qu'on dégage rapidement des anses intestinales voisines et qui est attiré ensuite hors du ventre. Le mésentère est maintenant sous les yeux; on choisit par transparence un point où les gros vaisseaux font défaut et à l'aide d'une aiguille armée d'une soie ou d'un catgut (suivant que l'anus sera temporaire ou définitif) on traverse à 4 centim. du bord intestinal adhérent, et de bas en haut le mésentère.

On fait un premier nœud et l'on répète la même manœuvre, faisant ainsi une sorte de surjet dont le dernier point doit prendre un peu de séreuse intestinale. Ce dernier point est arrêté par un nœud.

On fait de la même façon une autre *cordelette mésentérique*, assez rapprochée de la première. Les points sur l'intestin doivent être situés en face l'un de l'autre.

Chacune de ces cordelettes est transpercée en son milieu, de bas en haut par une aiguille armée à la soie qui traversera la paroi abdominale musculo-aponévrotique, de bas en haut; on traverse l'autre cordelette de la même façon et l'on noue sur la paroi abdominale les deux chefs du fil qui a traversé chaque cordelette. L'intestin est ainsi fixé, amarré pour ainsi dire à la paroi abdominale; celle-ci est refermée, le

péritoine pariétal sera fixé au péritoine viscéral ou au mésentère, la lèvre inférieure de la paroi abdominale sera
unie par quelques points de soie à la lèvre opposée à travers le mésentère.

Nous avons expérimenté ce procédé sur le chien, afin de
nous rapprocher des conditions de l'opération sur le vivant.

Ce chien, de taille moyenne, a été chloroformé le
3 juin 1897 ; puis l'incision fut faite comme il est dit plus
haut et nous fûmes à la recherche du gros intestin pour le
fixer à la paroi. Le manuel opératoire a été exactement le
même que sur le cadavre. L'anse intestinale était bien fixée,
le bord libre regardant en haut ; un pansement à l'iodo-
forme fut appliqué.

Le chien qui avait perdu quelque peu de sang, au cours
de l'opération (parce que notre aiguille avait, par mégarde,
lésé une veine mésaraïque) se remit le surlendemain ; on
n'enleva le pansement que six jours après, l'anse intestinale était toujours bien fixée, nous aurions pu l'ouvrir,
nous ne l'avons pas fait ; la peau est à l'heure actuelle re-
venue sur l'intestin que l'on sent toujours sous les téguments mais immobilisé sur la paroi musculo-aponévrotique.

Nous n'hésiterions pas à pratiquer sur l'homme cette
opération préliminaire.

L'extirpation de la tumeur a été l'objet de recherches
sur le cadavre et nous nous sommes arrêté au manuel
opératoire qui suit.

L'instrumentation pour pratiquer notre procédé d'extirpation peut se restreindre aux éléments suivants :

Un bistouri droit ;

Une paire de ciseaux droits à bout mousse ;

Deux pinces de Museux à mors fins.

Une valve à hystérectomie.

Des pinces longuettes, des pinces hémostatiques.

Des aiguilles et des fils à suture.

Le sujet est placé en position de la taille, mais le bassin un peu élevé sur un billot.

Les bourses sont relevées sur le ventre et on commence par faire une incision transversale, longue de 7 à 8 cent., située en arrière du bulbe uréthral que l'on sent très bien sous la peau. Cette incision s'arrête de chaque côté à 2 centimètres des tubérosités ischiatiques ; des commissures de cette incision partent deux incisions obliques, longues de 5 centimètres, dirigées de dedans en dehors et d'avant en arrière.

On divise le tissu cellulaire, le muscle transverse du périnée et on arrive ainsi à la base du triangle recto-uréthral ; on ménage le bulbe et la prostate et l'on poursuit le décollement avec les ciseaux mousses ou avec les doigts (1). Introduisant alors une valve à hystérectomie pour relever la partie supérieure de la plaie, la prostate et la vessie, on achève le décollement de la partie antérieure du rectum qu'on a eu bien sous les yeux depuis le commencement de l'opération. De la sorte, on peut faire une exérèse complète et prudente d'une tumeur dont on voit tous les prolongements.

Les muscles releveurs ne seront pas incisés — contrairement au procédé de M. Quénu — ils seront réclinés latéralement par une érigne mousse. On peut alors dégager le rectum et sa tumeur sur les parties latérales dans le bassin et dans le périnée.

Au début de nos recherches, nous faisions une incision

---

(1) Cette dissection de la paroi antérieure du rectum que M. Quénu recommande dans tous ses procédés est le seul point de commun avec ce que je propose. Nélaton, Lisfranc avaient également fait cette dissection minutieuse.

parasacrée du côté gauche pour dégager la face postérieure du rectum. Avec l'habitude, nous avons pu nous en
passer et profiter du dégagement des parties latérales pour
contourner le rectum en arrière, le libérer et le charger,
pour ainsi dire, sur notre doigt, hors de la plaie.

Si le volume de la tumeur sur les parties latérales ne
permettait pas une dénudation rapide de la partie postérieure du rectum, nous recommandons l'incision para-sacrée dont nous nous servions au début.

Une pince hémostatique placée sur le pédicule hémorrhoïdal moyen, permet de le sectionner et de faire descendre encore le rectum.

Celui-ci est attiré hors de la plaie et on en pratique
l'excision nécessitée par la tumeur. Nous avons enlevé
ainsi 6 centimètres de rectum, au-dessus de la zone sphinctérienne.

Chez la femme, on incise au-dessous de la fourchette et
on dédouble la cloison recto-vaginale; le reste de l'opération ne change pas.

Si la tumeur remonte dans la portion péritonéale du rectum, on incise le péritoine du cul-de-sac de Douglas, au
fond de la plaie et on a toute la tumeur sous les yeux. Les
manœuvres de décollement se poursuivent comme plus
haut, d'avant en arrière.

Nous avons pratiqué douze fois cette opération sur le
cadavre (7 hommes et 5 femmes) et nous avons toujours
obtenu un champ opératoire bien net, bien éclairé; enfin
l'opération n'a jamais duré plus de 6 à 8 minutes.

La tumeur enlevée, nous nous proposons de joindre les
deux bouts de l'intestin, en conservant la zone sphinctérienne. Cette prétention suppose que le bout supérieur
de l'intestin est abaissable dans le bout inférieur. Ce bout
supérieur est donc attiré et maintenu dans l'angle supérieur
de la plaie, à l'aide d'une pince ou d'une ligature; pendant

que, attirant à soi le bout inférieur, on le dépouille, avec la
pointe des ciseaux mousses, de sa muqueuse sur la moitié
de sa hauteur; celle-ci, décollée, est amenée au dehors à
travers l'anus. Abaissant alors le bout supérieur dans l'inférieur, on fixe ces deux segments par des points séparés
comprenant l'épaisseur des tuniques musculaires.

La tunique celluleuse du bout supérieur est donc en
rapport avec la musculeuse du bout inférieur. Cette fixation
est destinée à empêcher l'ascension de ce bout supérieur dans
le ventre, ainsi que cela se produit souvent avec l'invagination de Hochenegg. Ces points séparés sont situés au
milieu du double cylindre intestinal, l'aiguille ne fait que
traverser les tuniques de dehors et en dedans, puis ressort à l'extérieur où les deux chefs du fil sont noués.

La muqueuse du bout inférieur extériorisée est suturée
par points séparés à celle du bout supérieur. Si la quantité
de muqueuse est trop considérable on en réséque une
petite portion : il vaut mieux, en effet, avoir une muqueuse
un peu abondante pour qu'elle puisse lutter, le cas échéant,
contre l'ascension du bout supérieur dont les ligatures
pourraient échapper. Cette double précaution ne nous
semble pas inutile car le bout supérieur a toujours tendance à remonter vers le ventre, auquel cas on prévoit les
funestes conséquences. On met ensuite une sonde intra-
rectale maintenue par un crin de Florence à travers la
peau. Celle-ci est suturée au crin, et l'on met un tube à
drainage dans un des angles de la plaie.

On se trouve très bien, sur le vivant, de ne pas fermer
complètement une aussi vaste plaie où l'on a contusionné
beaucoup d'organes.

Cette absence de résection osseuse tend à prévaloir, à
l'heure actuelle, puisque M. Quénu, M. Gamlier ont pu
aborder la tumeur par le périnée. C'est, en effet, une voie
suffisante et bien commode.

Lorsque le cancer a envahi le segment inférieur du rectum, que la région sphinctérienne doit être sacrifiée
(cancer recto-périnéal et recto-anal de notre division), nous
avons cherché à modifier également l'amputation qui est
alors la méthode de choix. Elle a l'inconvénient de suturer le bout supérieur à l'anus et pour cela d'exercer des
tractions nuisibles à la vitalité de l'intestin.

D'autre part, la région sphinctérienne étant détruite, le
malade est voué à l'incontinence. Nous avons essayé une
méthode dont nous n'avons eu qu'à nous louer.

Le malade est toujours placé dans la position de la taille.
Deux incisions circulaires entourent l'anus ; en avant et en
arrière de celui-ci les incisions se rejoignent à angle obtus.

On dissèque l'anus en avant, en arrière et sur les côtés.
L'anus lui-même est oblitéré par une pince à griffes qui
sert également pour la traction de l'intestin. La dissection
se poursuit sur les faces du rectum ; si la tumeur se prolonge au-dessus du releveur, on récline chacune des bandes
musculaires avec une érigne mousse, et l'on continue la
dissection. Supposons que la section de l'intestin soit à
1 centim. au-dessus du releveur. La tumeur étant emportée
avec l'anus, on attire ce bout supérieur au niveau du releveur. On fait alors une première rangée de sutures à points
séparés, à la soie, unissant le releveur aux tuniques musculaires du rectum, sur toute la circonférence intestinale.
Le rectum étant maintenu fixé, on suture la peau à la tranche rectale. La peau est mobile dans cet endroit, rien de
plus facile que de la faire remonter au niveau du releveur.
L'anus présente alors un aspect infundibuliforme, mais la

continence des matières a toute chance de se faire puisque
l'anus est au sein d'un muscle constricteur.

Nous avons expérimenté sur le chien la valeur de cette
opération.

Ce chien de forte taille est chloroformé le **13 juillet 1897**.

Incision au pourtour de l'anus, comme plus haut et dissection de 8 centim. de rectum ; après quoi, nous prati-
quons la rangée de sutures qui unit le nouvel anus au releveur. Nous avions pris la précaution, avant de sectionner
l'intestin, d'oblitérer par une ligature élastique ce qui
devait être le bout supérieur ; nous avons enlevé la ligature au fur et à mesure des points de suture. La peau
a été suturée sans difficulté à l'orifice intestinal. Nous
mettons une gaze dans le rectum ; pansement antiseptique.

Le lendemain, le chien avait déchiré son pansement et
ne paraissait pas souffrir beaucoup. Les jours suivants,
l'animal marche, saute et surtout nous n'avons pas observé
d'incontinence des matières.

Le résultat immédiat et post-opératoire constaté 15 jours
après est excellent.

Dans les cas de cancers inopérables, nous proposons
notre procédé d'anus iliaque, suivi du curage, de la cautérisation ignée et chimique des fongosités rectales, tout
comme dans le cancer utérin inopérable. Le curage, la cautérisation doivent être souvent répétés pour que les douleurs, les infections, les écoulements sanguins et puru-
lents soient sensiblement diminués ; quelques malades
même, et nous en avons vu dans les services d'hôpitaux,
se croyaient ainsi définitivement guéris.

CONCLUSIONS

Les données anatomiques actuelles sur le rectum trouvent dans le traitement des maladies de cet organe une application immédiate. La limitation supérieure du rectum à la troisième vertèbre sacrée notamment, exclut une foule de tumeurs qui n'appartiennent pas au *véritable* rectum. C'est pour avoir méconnu cette notion que bien des interventions sont tombées en discrédit.

On a abordé le rectum par la voie périnéale, (Lisfranc) ano-coccygienne (Denonvilliers), coccygienne (Verenuil) sacrée (Kraske) vaginale (Nélaton), parasacrée (Zuckerkandl), abdomino-périnéale (Gaudier), abdomino-sacrée (Quénu). De toutes ces méthodes, celle qui donne les meilleures statistiques est encore la méthode périnéale.

Les résections osseuses, très graves et souvent inutiles, sont de plus en plus abandonnées, et il faut voir dans les récents procédés de MM. Gaudier, Chalot et Quénu une tendance à utiliser de nouveau cette voie périnéale.

Les indications seront tirées du siège et de l'extension de la lésion. Pour déterminer le siège, le toucher seul peut servir le diagnostic.

Celui-ci devra être précoce pour permettre une utile

opération, car le plus souvent il est trop tard pour intervenir avec succès.

Les cancers du rectum sont divisés par nous d'après la division anatomique même du rectum en cancer recto-pelvien et en cancer recto-périnéal.

Aux cancers recto-pelviens, s'adressera la méthode sacrée ou notre procédé d'extirpation (résection par la voie prérectale et suture des deux bouts de l'intestin).

Aux cancers recto-périnéaux conviendra l'amputation de Lisfranc avec la modification de M. Quénu ou la nôtre (anus intra-périnéal).

Dans tous les cas, il faudra pour opérer aussi aseptiquement que possible, dériver le cours des matières par un anus artificiel (procédé personnel).

L'opération du cancer du rectum quel que soit le procédé employé, reste toujours une des opérations graves de la chirurgie, aussi lorsque l'état avancé des lésions, leur grande extension aux organes voisins, surtout enfin l'âge du sujet contre-indiqueront to te opération radicale, l'anus artificiel (suivi du curage et de la cautérisation répétés), la rectotomie linéaire procureront au malade le soulagement, et quelquefois même l'illusion de la guérison.

EXPLICATION DES FIGURES

Les figures ci-après représentent :

Fig. 1 et 2. — Notre procédé d'anus iliaque ;

Fig. 3 et 4. — L'incision et le décollement du rectum dans notre procédé d'extirpation par la *voie pré-rectale* ;

La figure 5 montre la suture musculaire et la suture muqueuse dans ce procédé ;

Fig. 6. — Notre procédé d'incision cutanée et de fixation de l'intestin dans le muscle releveur (anus intra- périnéal) dans l'amputation du rectum.

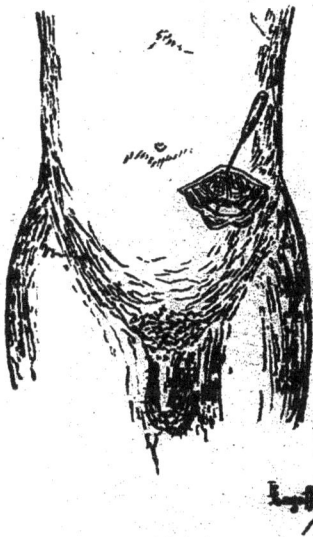

Fig 1 - Anus iliaque (Cordelettes mésentériques)

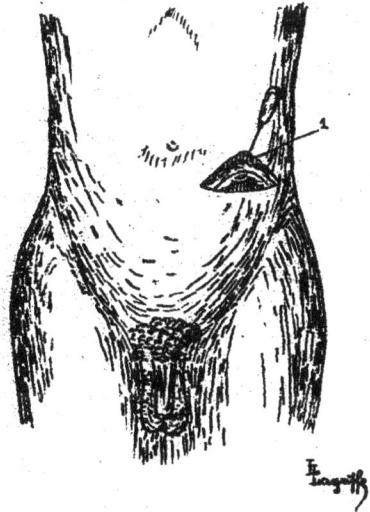

Fig. 2 - Anus iliaque - Fixation par la suture
des cordelettes mésentériques à l'aponévrose
du grand oblique. - 1. aponévrose du grand
oblique.

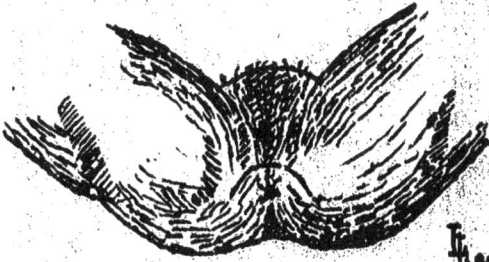

Fig 3.- Extirpation du rectum par la voie préréctale.
tracé de l'incision.

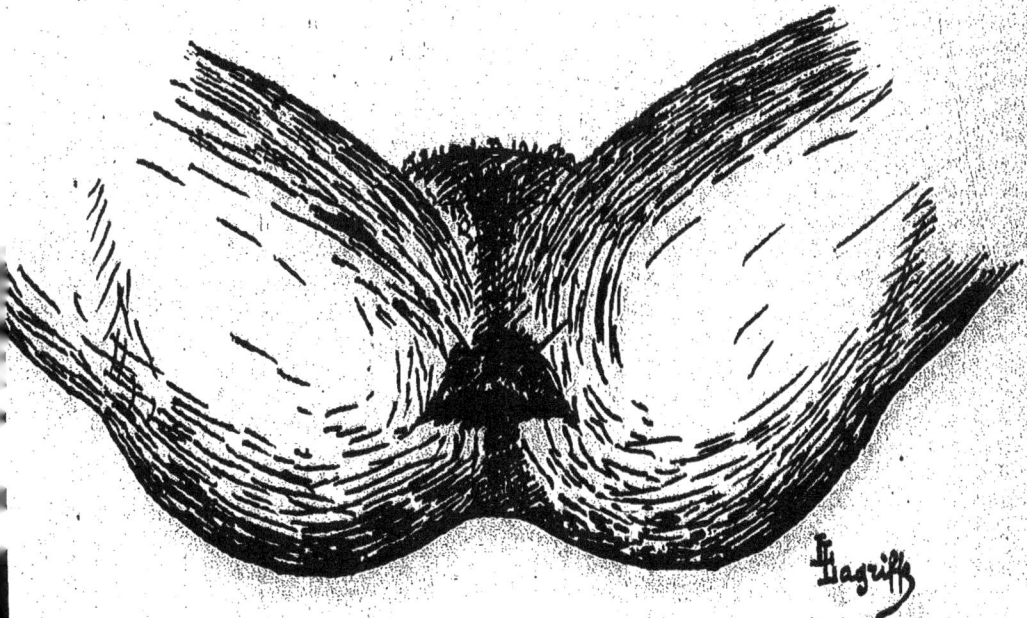

Fig.4.- Extirpation du rectum par la voie préréctale.- Dénudation
des faces du rectum.

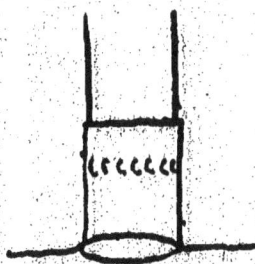
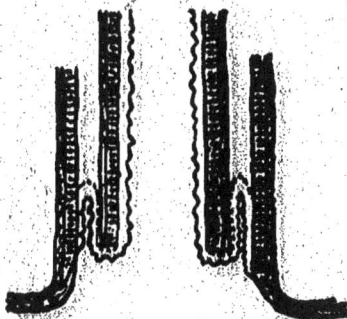

Fig. 5 _ Suture des deux bouts du rectum :

A _ Suture des tuniques musculeuses.

B _ Décollement de la muqueuse du bout inférieur, et suture à la muqueuse du bout supérieur.

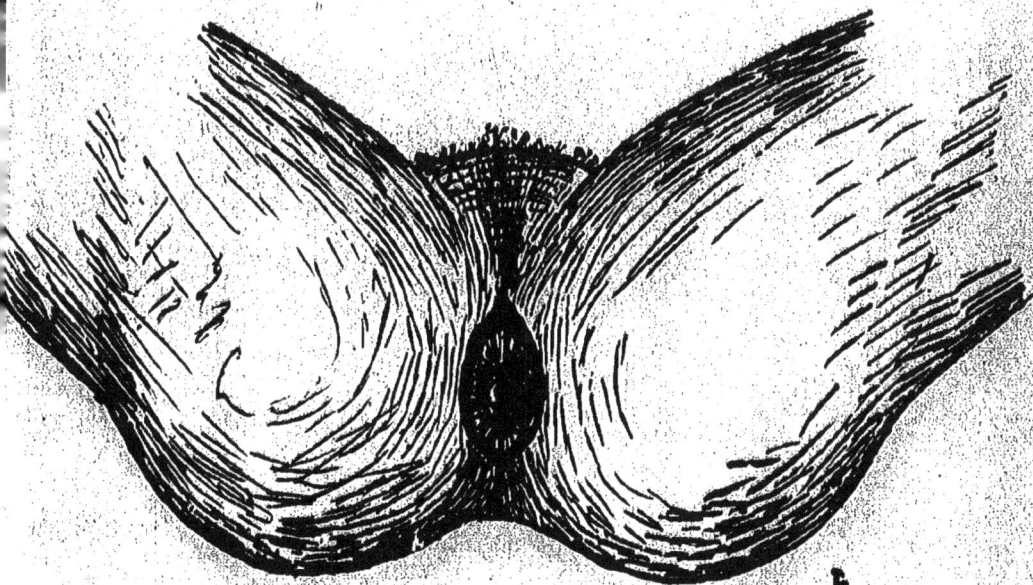

Fig. 6 _ Amputation du rectum _ Suture de l'intestin dans le muscle releveur de l'anus.

www.ingramcontent.com/pod-product-compliance
Lightning Source LLC
Chambersburg PA
CBHW071859200326
41519CB00016B/4462